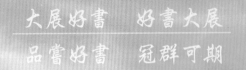

大展好書　好書大展
品嘗好書　冠群可期

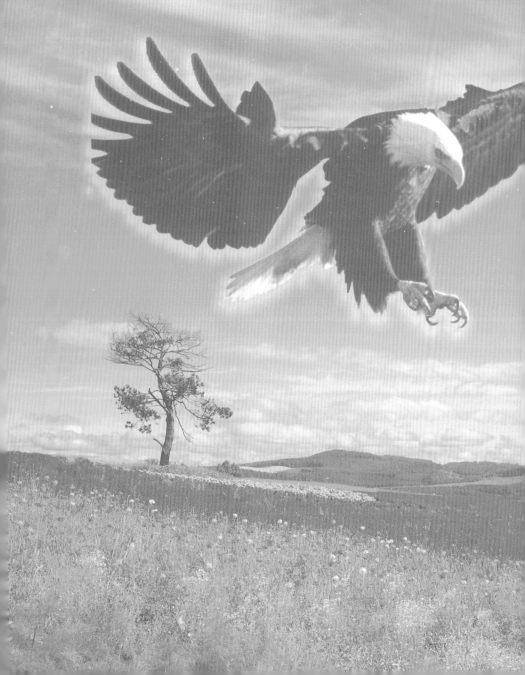

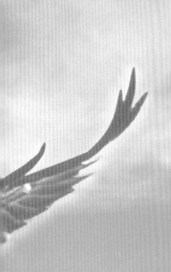

休閒保健叢書 17

圖解推拿防治百病

（圖解推拿手法與疾病防治）

附VCD

呂　明

劉曉豔　主編

品冠文化出版社

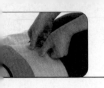
主　　編：呂　明　　劉曉豔

副　主　編：呂立江　　李玉環　　李秋明
　　　　　　王振靖　　柴瑞華　　張仁強

編　著　者：王姝琛　　魏　婷　　蔡文通
　　　　　　萬科易　　周延輝　　王福輝
　　　　　　馬國明　　閻　慧　　鍾慧群

參錄人員：劉立克　　劉美思　　林　玉
　　　　　　張　虹　　李　斌

前　言

　　推拿療法是中醫的外治法，屬於純自然的非藥物療法。推拿療法歷史悠久，源遠流長，隨著人類的開始而萌發，隨著人類的昌明而前進，深受我國人民的喜歡，爲人民的健康作出了卓越的貢獻。

　　推拿療法簡單易行，療效神奇，無創傷，無副作用，防治範圍廣泛。在化學藥物毒副作用日益顯現、醫療費用日趨沉重的今天，推拿療法因其獨特的優勢而受到人們的推崇，也走向了世界，學習者、運用者與日俱增。

　　由於推拿手法很多，在不同人群、不同的部位推拿手法有很大的差異，往往使初學者感到很困惑，所以，我們組織這方面的專家，編寫了《圖解推拿手法與疾病防治》。

　　本書共分上、下兩篇。上篇爲推拿手法篇，主要介紹了推拿手法基礎知識、推拿基礎手法、常用治療和保健手法，對推拿所能用到的200餘種手法進行了詳細的介紹。下篇爲疾病治療篇，主要介紹了常見的傷科病、內科病、婦科病、兒科病、五官科病的推拿治療，對100餘種常見病的症狀、取穴、推拿手法和生活注意等進行了詳細的介紹。

推拿手法是推拿治療和保健的基本手段，也是其關鍵所在，本書對每一種推拿手法都用簡明、扼要的語言，按其操作過程、要領、主治加以說明，並配以圖解，還配有動態光碟，可使讀者更好地掌握推拿的精髓。

本書適用于推拿專業學生、推拿愛好者、家庭保健者閱讀，也可供從事推拿理論研究、科研教學、臨床診療工作者參考。

書是費用最低的家教，書是最便利的老師，一本好書就是一位好老師。願所有的人都能找到書籍這樣的好老師，願所有的人都能掌握推拿這一神奇的方法，有病治病，無病健身。

呂　明
於長春

目 錄

上篇 推拿手法篇

下篇　疾病治療篇

上　篇

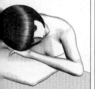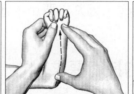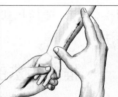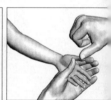

推拿手法篇

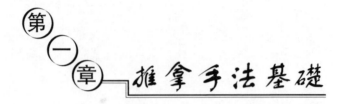

第一節　推拿手法及相關問題

推拿手法是操作者用手或肢體的其他部分,按各種特定的技術和規範化動作,在患者體表進行操作,以治療和預防疾病的一種技巧動作,因其主要用手進行操作,故稱為手法。

一、推拿手法的技術要求

推拿手法的好壞直接影響到治療的效果,甚至關係到患者的安危。手法必須經過長期的訓練和臨床實踐,才能由生而熟,由熟而生巧,得心應手,運用自如,即所說的「一旦臨證,機觸於外,巧生於內,手隨心轉,法從手出。」手法作用的基本要求是持久、有力、均勻、柔和、深透。

「持久」是指手法能持續運用一定的時間,保持動作和力量的連貫性,不能斷斷續續。

「有力」是指手法必須具備一定的力量,這種力量應根據治療對象、病症虛實、施治部位而辨證運用。

「均勻」是指手法動作的節奏性和用力的平穩性,動

作不能時快時慢，用力不能時輕時重。

「柔和」是指手法要輕而不浮，重而不滯，用力不可生硬粗暴或用蠻力。

「深透」是指手法的刺激要深達機體組織的深層。深透的手法作用於體表，其刺激能透達至深層的筋脈骨肉，甚至臟腑。

而對於運動類手法來說其技術要求可以概括為「穩、準、巧、快」四個字。

「穩」是指手法操作要平穩自然。

「準」是指手法操作定位要準。

「巧」是指手法操作時要用巧力，不能使用蠻力僵力，更不能使用暴力。

「快」是指手法操作時，用力要疾發疾收，即要用短勁，發力不可過長，發力時間不可過久。

二、推拿手法用力原則

推拿中力用小了不起作用，力用大了又可能使病情加重。一般來說，損傷或炎症的早期或虛證者，推拿時應用力較輕；損傷或炎症的晚期，推拿時應用力較重。在敏感的穴位或其他部位上，推拿時應用力較輕；在一般的穴位或其他部位上，推拿時應用力較重。

對年老者、年幼者、體弱者以及勞累、空腹、精神緊張、長期的慢性病患者，推拿時手法宜輕，如果手法過重，刺激強烈，反而會引起不良感覺，最常見的是頭暈眼花、心慌、胸悶欲吐、全身出虛汗、四肢發涼等。

對於體質強壯者和病症反應急的患者，推拿的手法可

以適當重一些，但也要以患者能夠耐受為宜。在穴位處治療時，局部有酸、麻、脹、重的感覺是正常現象，中醫把這種現象叫做「得氣」，出現這種情況往往療效較好。

三、推拿採取的體位

在推拿時，術者和被推拿者應處在一個舒適的體位上，這樣才能保證推拿的順利進行。被推拿者在軀幹正面推拿時要採取仰臥位、坐位或仰坐位（圖1–1～圖1–3），

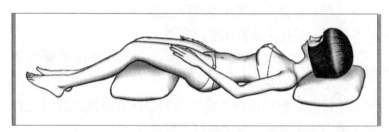

圖1–1　仰臥位

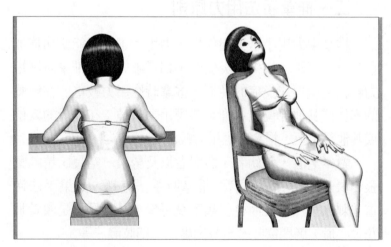

圖1–2　坐位　　　　　　　圖1–3　仰坐位

在頸項部、肩部、背部、腰骶部推拿時要採取俯臥位、側臥位或俯伏坐位（圖1-4～圖1-6），下肢部的推拿一般採

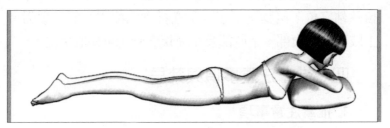

圖1-4　俯臥位

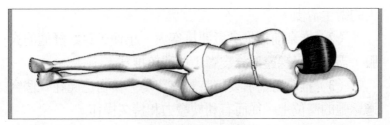

圖1-5　側臥位

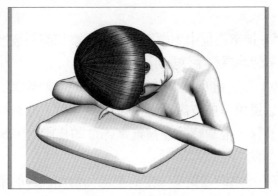

圖1-6　俯伏坐位

取臥位，上肢部的推拿可以採取坐位、仰臥位或半臥位。對於體質虛弱者，以仰臥位或半臥位為好。

　　術者在進行胸部、腹部、腰背部、四肢操作時可採取自然站立位，兩腿呈丁字步；在推拿治療頭面部、頸部、上肢部、胸腹部、下肢部及小兒疾病時，可採取坐位。

四、推拿注意事項與禁忌

1. 推拿注意事項

　　（1）推拿前術者一定要修剪指甲，不戴戒指、手鏈、手錶等硬物，以免劃破被推拿者皮膚，並注意推拿前後個人的衛生清潔。

　　（2）推拿前被推拿者要排空大、小便，穿好舒適的衣服，需要時可裸露部分皮膚，以利於推拿。

　　（3）推拿時術者要隨時調整姿勢，使自己處在一個合適鬆弛的體位上，從而有利於發力和持久操作。

　　（4）推拿時術者要保持身心安靜、注意力集中，從而在輕鬆的狀態下進行推拿，也可以同時放一些輕鬆的音樂。

　　（5）推拿過程中，術者要隨時觀察和詢問被推拿者的反應，適時地調整手法與用力的關係。

　　（6）為了避免推拿時過度刺激被推拿部位暴露的皮膚，可以選用一些皮膚潤滑劑，如爽身粉、推拿按摩膏、凡士林油等，推拿時塗在被推拿部位的皮膚上，然後進行推拿。

　　（7）推拿時要保持一定的室溫和清潔肅靜的環境，既不可過冷，也不可過熱，以防被推拿者感冒和影響推拿的

效果。

（8）推拿後，被推拿者如感覺疲勞，可以休息片刻，然後再做其他活動。

（9）被推拿者過於饑餓、飽脹、疲勞、精神緊張時，不宜立即進行推拿。

（10）用力不要太大，並注意觀察被推拿者的全身反應，一旦出現頭暈、心慌、胸悶、四肢冷汗、脈細數等現象，應立即停止推拿，給予休息、飲水等對症措施。

2. 推拿禁忌

（1）有出血性疾病者。

（2）燒傷、燙傷；皮膚病的局部化膿、感染等。

（3）婦女月經期，孕婦的腹部、腰部、髖部。

（4）各種惡性腫瘤。

（5）有嚴重高血壓、心臟病、腦病、肺病、腎病者。

（6）診斷不明確的急性脊柱損傷或伴有脊髓症狀者。

（7）高燒、骨折、骨結核、骨髓炎、嚴重的老年性骨質疏鬆症者。

（8）急性傳染病、胃或十二指腸潰瘍病急性穿孔者。

（9）酒後神志不清者，精神病者。

（10）年老體弱、病重、極度衰弱經不起推拿者。

（11）診斷不明，不知其疾病要領的疾病（如頸椎脫位等）。

五、推拿介質與熱敷處理

1. 推拿介質

推拿時，為了減少對皮膚的摩擦或者為了借助某些藥

物的輔助作用，可在推拿部位的皮膚上塗些液體、膏劑或灑些粉末，這些液體、膏劑或粉末統稱為推拿介質，也稱推拿遞質。推拿時應用介質，在我國有悠久的歷史，《景岳全書》中說：「治發熱便見腰痛者，以熱麻油按痛處揉之可止」。

（1）介質的種類與作用

① 涼水：一般潔淨食用冷水即可，有清涼肌膚和退熱作用。

② 紅花油：由冬青油、紅花、薄荷腦配製而成，有消腫止痛等作用。

③ 麻油：即食用麻油。常在擦法中使用，可加強透熱效果和滋潤作用。

④ 蛋清：將雞蛋穿一小孔取蛋清使用，有清涼除熱作用。

⑤ 薄荷水：取少量薄荷，用開水浸泡後放涼去渣即可應用，有清涼解表、清利頭目作用。

⑥ 木香水：取少量木香，用開水浸泡後放涼去渣即可應用，有行氣活血止痛的作用。

⑦ 滑石粉：醫用滑石粉即可，有滑潤皮膚、減少皮膚擦傷和吸水的作用。

⑧ 爽身粉：有吸水、清涼、增強皮膚潤滑的作用。

⑨ 冬青膏：將冬綠油（水楊酸甲酯）與凡士林混合稱冬青膏，有加強透熱和潤滑作用。

⑩ 醫用酒精：有退熱作用。

⑪ 白酒：即食用的普通白酒，有活血止痛的作用。

⑫ 藥酒：如虎骨木瓜酒、五加皮酒、獨活寄生酒，可

視病情選擇應用，有袪風除濕、活血止痛、通經活絡的作用。

（2）介質的選擇

臨床上常根據病情、年齡、季節等選用。

① 病情：幼兒發熱多用酒精、涼水，小兒肌性斜頸多用滑石粉、爽身粉。

② 年齡：幼兒常用的介質有爽身粉、滑石粉、涼水、酒精、薄荷水。老年人常用的介質有油劑和酒劑。成年人則各種介質均可。

③ 季節：春季、夏季常用的介質有冷水、木香水、薄荷水、滑石粉、爽身粉、酒精（醫用）。秋季、冬季常用的介質有冬青膏、白酒、藥酒等。

2. 熱敷

熱敷法治療疾病在我國已經有2000多年的歷史。《黃帝內經》中所述的「熨」法就是熱敷法。熱敷法分為乾熱敷和濕熱敷。

在推拿的運用上，常於手法操作後輔以濕熱敷，濕熱敷有袪風散寒、溫經通絡、活血止痛作用，還可以加強手法治療效果、減輕手法刺激所產生的局部不良反應。

（1）熱敷方法

選用具有袪風散寒、溫經通絡、活血止痛的中草藥，放在布袋內，紮緊袋口，放入鍋內，在鍋內加入適量清水，煮沸後趁熱將毛巾浸透後擰乾，疊成方形或其他形狀（視熱敷部位而定），敷於患部，一般每日1～2次即可，每次不少於30分鐘。也可先在患部使用擦法，使毛孔開放，隨即施以熱敷，以提高療效。

（2）熱敷注意事項

①因熱敷時需暴露患部，故室內應保持溫暖無風，以防患者感冒。

②熱敷的溫度應以患者能夠忍受為限，防止發生燙傷和暈厥。

③毛巾要折疊平整，使熱量均勻透入。

④熱敷應在手法後使用。熱敷時可隔著毛巾使用拍法，但切勿按揉。

（3）常用熱敷方

①海桐皮15克，透骨草15克，乳香15克，沒藥10克，當歸（酒洗）7克，川椒15克，川芎10克，紅花10克，威靈仙10克，白芷10克，甘草5克，防風10克。

②防風5克，荊芥5克，川芎5克，甘草5克，當歸5克，黃柏6克，蒼朮12克，丹皮10克，川椒10克，苦參15克。

③桑枝30克，豨薟草20克，虎杖根30克，香樟木30克。

④紅花10克，桂枝15克，乳香10克，沒藥10克，蘇木50克，香樟木50克，宣木瓜10克，老紫草15克，伸筋草15克，鑽地風10克，路路通15克，千年健15克。

第二節　推拿取穴方法與常用穴位

一、取穴方法

1. 手指同身寸法

以患者的手指為標準來量取穴位的方法叫手指同身寸法，包括拇指同身寸法、中指同身寸法和橫指同身寸法。

（1）拇指同身寸

是以患者拇指的指間關節橫度為一寸來定穴（圖1-7）。

（2）中指同身寸

是以患者的中指中節屈曲時內側兩端橫紋頭之間作為一寸來定穴（圖1-8）。

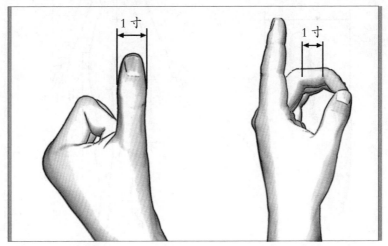

圖1-7　拇指同身寸　　　　　圖1-8　中指同身寸

（3）橫指同身寸

又叫「一夫法」，是讓患者將食指、中指、無名指、小指併攏，以中指中節近端橫紋處為準、四指橫量作為3寸來定穴（圖1-9）。

2. 折量法

折量法是將身體一定部位間折作幾等分，作為測定穴位的方法，每等分相當於 1 寸，該方法準確性相當高（圖1-10）。

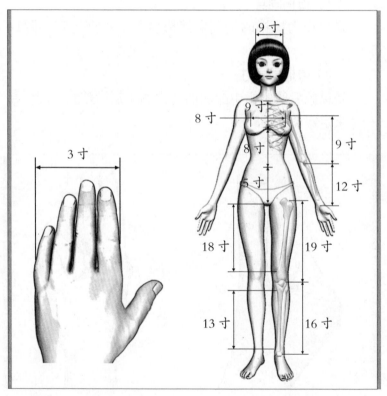

圖1-9　橫指同身寸　　　　圖1-10　折量法

二、常用穴位

1. 手太陰肺經（圖1-11）

中府：胸前壁外上方，前正中線旁開 6 寸，平第一肋間隙處。

雲門：前正中線旁開 6 寸，鎖骨下緣。

尺澤：肘橫紋中，肱二頭肌腱橈側緣。

孔最：在尺澤穴與太淵穴的連線上，腕橫紋上 7 寸處。

列缺：橈骨莖突上方，腕橫紋上 1.5 寸。

太淵：掌後腕橫紋橈側端，橈動脈的橈側凹陷中。

魚際：第一掌骨中點，赤白肉際處。

少商：拇指橈側指甲旁約 0.1 寸。

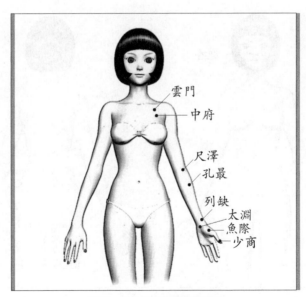

圖1-11　手太陰肺經

2. 手陽明大腸經（圖1-12）

合谷：手背，第一、二掌骨之間，約平第二掌骨中點處。

手三里：在陽谿穴與曲池連線上，曲池穴下 2 寸處。

曲池：屈肘，成直角，當肘橫紋外端與肱骨外上髁連線的中點。

臂臑：在曲池穴與肩髃穴的連線上，曲池穴上 7 寸處，當三角肌下端。

肩髃：肩峰端下緣，當肩峰與肱骨大結節之間，三角肌上部中央。肩平舉時，肩前的凹陷中。

迎香：鼻翼外緣中點，旁開 0.5 寸，當鼻唇溝中。

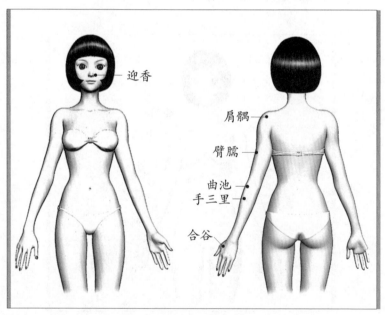

圖1-12　手陽明大腸經

3. 足陽明胃經 (圖1-13)

四白：目正視，瞳孔直下，當眶下孔凹陷中。

地倉：口角旁 0.4 寸。

頰車：下頜角前上方一橫指凹陷中，咀嚼時咬肌隆起最高點處。

下關：顴弓下緣，下頜骨髁狀突之前方，切跡之間凹陷中。合口有孔，張口即閉。

頭維：額角髮際上 0.5 寸。

人迎：喉結旁 1.5 寸，當頸總動脈之後，胸鎖乳突肌前緣。

水突：人迎穴與氣舍穴連線的中點，當胸鎖乳突肌前緣。

氣舍：人迎穴直下，胸鎖上緣，在胸鎖乳突肌的胸骨頭與鎖骨頭之間。

缺盆：鎖骨上窩中央，前正中線旁開 4寸。

屋翳：第二肋間隙，前正中線旁開 4寸。

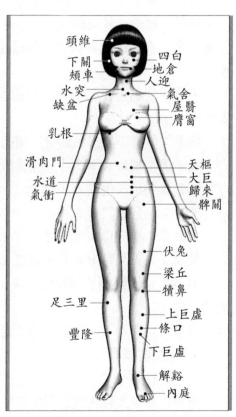

圖1-13　足陽明胃經

膺窗：第三肋間隙，前正中線旁開 4 寸。

乳根：第五肋間隙，乳頭直下。

滑肉門：臍上 1 寸，前正中線旁開 2 寸。

天樞：臍旁 2 寸。

大巨：臍下 2 寸，前正中線旁開 2 寸。

水道：臍下 3 寸，前正中線旁開 2 寸。

歸來：臍下 4 寸，前正中線旁開 2 寸。

氣衝：臍下 5 寸，前正中線旁開 2 寸。

髀關：髂前上棘與髕骨外緣連線上，平臀溝處。

伏兔：在髂前上棘與髕骨外緣連線上，髕骨外上緣上 6 寸。

梁丘：在髂前上棘與髕骨外緣連線上，髕骨外上緣上 2 寸。

犢鼻：髕骨下緣，髕韌帶外側凹陷中。

足三里：犢鼻穴下 3 寸，脛骨前嵴外一橫指處。

上巨虛：足三里穴下 3 寸。

條口：上巨虛穴下 2 寸。

下巨虛：足三里穴下 6 寸。

豐隆：外踝高點上 8 寸，條口穴外 1 寸。

解谿：足背踝關節橫紋的中央，拇長伸肌腱與趾長伸肌腱之間。

內庭：足背第二、三趾端縫紋端。

4. 足太陰脾經

（圖1-14）

隱白：在足大趾內側趾甲角旁約 0.1 寸。

公孫：在第一蹠骨底的前緣，赤白肉際處。

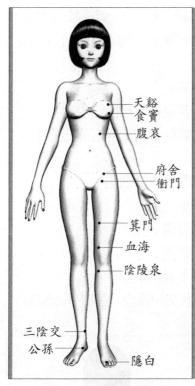

圖 1-14　足太陰脾經

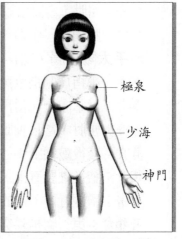

圖 1-15　手少陰心經

三陰交：內踝高點上 3 寸，脛骨內側面後緣。

陰陵泉：脛骨內側髁下緣凹陷中。

血海：髕骨內上緣上 2 寸。

箕門：在血海穴上 6 寸。

府舍：衝門穴外上方 0.7 寸，前正中線旁開4寸。

衝門：恥骨聯合上緣中點旁開 3.5 寸。

腹哀：大橫穴上 3 寸，前正中線旁開 4 寸。

食竇：第五肋間隙中，前正中線旁開 6 寸。

天谿：第四肋間隙中，前正中線旁開 6 寸。

5. 手少陰心經（圖1-15）

極泉：腋窩正中，腋動脈搏動處。

少海：屈肘，當肘橫紋內端與肱骨內上髁連線的中點。

神門：腕橫紋尺側端，尺側腕屈肌腱的橈側凹陷中。

6. 手太陽小腸（圖1-16）

少澤：小指尺側指甲角旁 0.1 寸。

養老：以掌向胸，當尺骨莖突橈側緣凹陷中。

小海：屈肘，當尺骨鷹嘴與肱骨內上髁之間凹陷中。

肩貞：腋後皺襞上 1 寸。

臑俞：腋後皺襞直上，肩胛骨下緣凹陷中。

天宗：肩胛骨岡下窩的中央。

肩外俞：第一胸椎棘突下旁開 3 寸。

肩中俞：第七頸椎棘突下旁開 2 寸。

顴髎：目外眥直下，顴骨下緣凹陷中。

聽宮：耳屏前，下頜骨髁狀突的後緣，張口呈凹陷處。

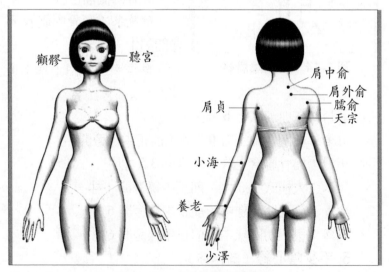

圖 1-16　手太陽小腸經

7. 足太陽膀胱經（圖1-17）

睛明：目內眥旁 0.1 寸。

攢竹：眉頭凹陷中。

曲差：神庭穴旁1.5寸，當神庭穴與頭維穴連線的內1/3
與2/3連接點取之。

通天：曲差穴後 3.5 寸。

玉枕：後髮際正中直上 2.5 寸，旁開 1.3 寸。

天柱：後髮際正中直上 0.5 寸，旁開 1.3 寸，當斜方肌

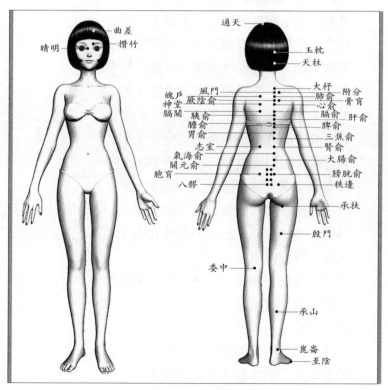

圖 1-17　足太陽膀胱經

外緣凹陷中。

大杼：第一胸椎棘突下旁開 1.5 寸。

風門：第二胸椎棘突下，旁開 1.5 寸。

肺俞：第三胸椎棘突下，旁開 1.5 寸。

厥陰俞：第四胸椎棘突下，旁開 1.5 寸。

心俞：第五胸椎棘突下，旁開 1.5 寸。

膈俞：第七胸椎棘突下，旁開 1.5 寸。

胰俞：第八胸椎棘突下，旁開 1.5 寸。

肝俞：第九胸椎棘突下，旁開 1.5 寸。

膽俞：第十胸椎棘突下，旁開 1.5 寸。

脾俞：第十一胸椎棘突下，旁開 1.5 寸。

胃俞：第十二胸椎棘突下，旁開 1.5 寸。

三焦俞：第一腰椎棘突下，旁開 1.5 寸。

腎俞：第二腰椎棘突下，旁開 1.5 寸。

氣海俞：第三腰椎棘突下，旁開 1.5 寸。

大腸俞：第四腰椎棘突下，旁開 1.5 寸。

關元俞：第五腰椎棘突下，旁開 1.5 寸。

膀胱俞：在第二骶椎棘突下，旁開 1.5 寸。

八髎：第一、二、三、四骶後孔中。

承扶：臀橫紋中央。

殷門：承扶穴與委中穴連線上，承扶穴下 6 寸。

委中：膕橫紋中央。

附分：第二胸椎棘突下，旁開 3 寸。

魄戶：第三胸椎棘突下，旁開 3 寸。

膏肓：第四胸椎棘突下，旁開 3 寸。

神堂：第五胸椎棘突下，旁開 3 寸。

膈關：第七胸椎棘突下，旁開 3 寸。

志室：第二腰椎棘突下，旁開 3 寸。

胞肓：第二骶椎棘突下，旁開 3 寸。

秩邊：第四骶椎棘突下，旁開 3 寸。

承山：腓腸肌兩肌腹之間凹陷的頂端。

崑崙：外踝高點與跟腱之間凹陷中。

至陰：足小趾外側趾甲角旁約 0.1 寸。

8. 足少陰腎經（圖1-18）

湧泉：足底（去趾）前 1/3 處，足趾蹠屈時呈凹陷處。

然谷：足舟骨粗隆前下緣凹陷中。

太谿：內踝與跟腱之間凹陷中。

照海：在內踝下緣凹陷中。

水泉：在太谿穴下 1 寸處。

復溜：在太谿穴上 2 寸。

子戶：又叫胞門、氣穴，在腹部正中線臍下 3 寸，旁開 0.5 寸。

幽門：臍上 6 寸，前正中線旁開 0.5 寸。

靈墟：第三肋間隙，

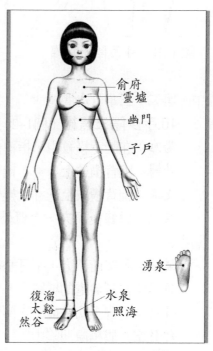

圖1-18　足少陰腎經

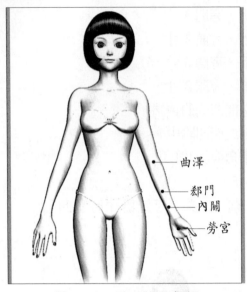

曲澤

郄門
內關

勞宮

圖1-19　手厥陰心包經

前正中線旁開 2 寸。

　俞府：鎖骨下緣，前正中線旁開 2 寸。

9.手厥陰心包經

（圖1-19）

　曲澤：肘橫紋中，肱二頭肌腱尺側。

　郄門：腕橫紋上 5 寸，掌長肌腱與橈側腕屈肌腱之間。

　內關：腕橫紋上 2 寸，掌長肌腱與橈側腕屈肌腱之間。

　勞宮：在手掌心橫紋中，第二、三掌骨之間。

10.手少陽三焦經（圖1-20）

陽池：在腕背橫紋中，指總伸肌腱尺側緣凹陷中。

外關：腕背橫紋上 2 寸，橈骨與尺骨之間。

支溝：腕背橫紋上 3 寸，橈骨與尺骨之間。

肩髎：肩峰後下方，上臂外展，當肩髃穴後寸許的凹陷中。

翳風：乳突前下方，平耳垂後下緣的凹陷中。

角孫：當耳尖處的髮跡。

耳門：耳屏上切跡前，下頜骨髁狀突後緣凹陷中。

絲竹空：眉梢處凹陷中。

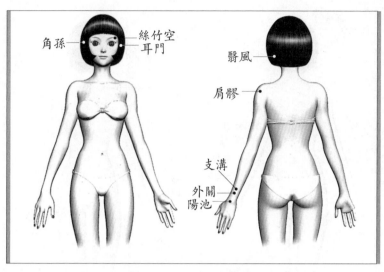

圖 1–20　足少陽膽經

11. 足少陽膽經（圖1–21）

瞳子髎：目外眥旁 0.5 寸，眶骨外緣凹陷中。

聽會：耳屏間切跡前，下頜骨髁狀突的後緣，張口有凹陷處。

陽白：目正視，瞳孔直上，眉上 1 寸。

頭臨泣：陽白穴直上，入髮際 0.5 寸。

目窗：頭臨泣穴後 1 寸。

腦空：風池穴直上 1.5 寸。

風池：胸鎖乳突肌與斜方肌之間凹陷中，平風府穴處。

肩井：大椎穴與肩峰連線的中點。

淵液：舉臂，腋中線上，第四肋間隙。

輒筋：淵液穴前 1 寸，第四肋間隙。

日月：乳頭下方，第七肋間隙。

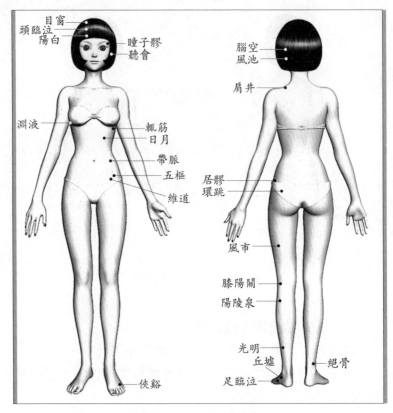

圖1-21　足少陽膽經

帶脈：在第十一肋端直下，平臍處。

五樞：在側腹，髂前上棘之前0.5寸，約平臍下3寸處。

維道：五樞穴前下 0.5 寸。

居髎：髂前上棘與股骨大轉子高點連線的中點。

環跳：股骨大轉子高點與骶管裂孔連線的外 1／3 與內 2／3 交界處。

風市：大腿外側正中。

膝陽關：陽陵泉穴上 3 寸，股骨外上髁上方的凹陷中。

陽陵泉：腓骨小頭前下方凹陷中。

光明：外踝高點上 5 寸，腓骨前緣。

絕骨（即懸鐘）：外踝高點上 3 寸，腓骨後緣。

丘墟：外踝前下方，趾長伸肌腱外側凹陷中。

足臨泣：在足背第四、五蹠骨之間，俠谿穴上 1.5 寸。

俠谿：在足背第四、五蹠骨之間的縫紋端。

12. 足厥陰肝經

（圖1-22）

大敦：在足大趾外側趾甲角旁約 0.1 寸。

行間：足背，第一、二趾間縫紋端。

太衝：足背，第一、第二蹠骨結合部之前凹陷中。

蠡溝：在內踝上 5 寸，脛骨內側面的中央。

足五里：曲骨穴旁開 2 寸，直下 3 寸。

章門：第十一肋端。

期門：乳頭直下，第六肋間隙處。

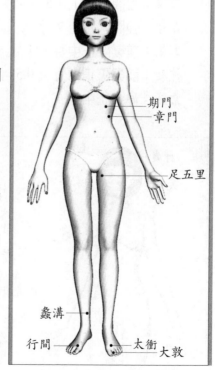

圖1-22　足厥陰肝經

13. 督脈（圖1-23）

長強：尾骨尖下 0.5 寸，約當尾骨尖端與肛門的中點。

腰陽關：第四腰椎棘突下。

命門：第二腰椎棘突下。

至陽：第七胸椎棘突下。

身柱：第三胸椎棘突下。

大椎：在第七頸椎棘突下。

風府：後髮跡正中直上 1 寸。

強間：風府穴直上 3 寸。

後頂：強間穴直上 1.5 寸。

百會：強間穴直上 7 寸。

上星：前髮際正中直上 1 寸。

神庭：前髮際正中直上 0.5 寸。

素髎：鼻尖正中。

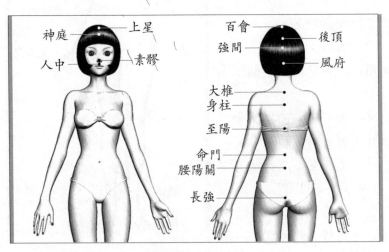

圖1-23　督　脈

人中（即水溝）：在人中溝的上1/3與下2/3交界處。

14. 任脈（圖1-24）

曲骨：恥骨聯合上緣中點處。

中極：腹部正中線，臍下4寸。

關元：腹部正中線，臍3寸。

氣海：腹部正中線，臍下1.5。

神闕：臍的中央。

巨闕：腹部正中線，臍上6寸。

下脘：腹部正中線，臍上2寸。

中脘：腹部正中線，臍上4寸。

上脘：腹部正中線，臍上5寸。

鳩尾：劍突下，臍上7寸。

中庭：胸劍聯合的中點。

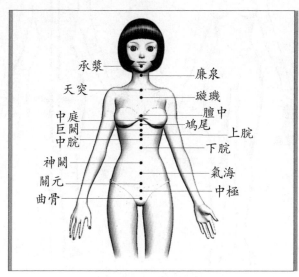

圖1-24　任　脈

膻中：前正中線，平第四肋間隙處。

璇璣：前正中線，胸骨柄的中央。

天突：胸骨上窩正中。

廉泉：舌骨體上緣的中點處。

承漿：頦唇溝的中點。

15. 經外奇穴（圖1-25）

四神聰：百會穴前後左右各 1 寸。

印堂：兩眉頭連線的中點。

魚腰：眉毛的中央。

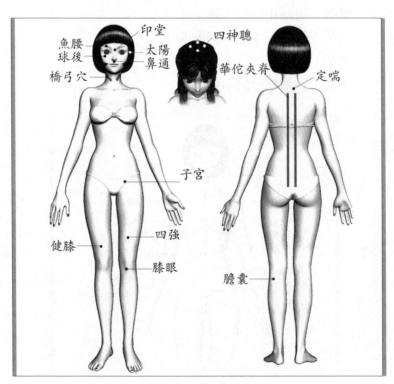

圖1-25　經外奇穴

太陽：眉梢與目外眥之間向後約 1 寸凹陷中。

球後：眶下緣外 1/4 和內 3/4 交界處。

鼻通：鼻唇溝上端盡處。

華佗夾脊：第一胸椎至第五腰椎，各棘突下旁開 0.5 寸。

定喘：大椎穴旁開 0.5 寸。

子宮：在腹部正中線臍下 4 寸，旁開 3 寸。

四強：髕骨上緣中點直上 4.5 寸。

膝眼：髕尖兩側凹陷中。

膽囊：陽陵泉穴下 1～2 寸。

健膝：位於髕骨上緣中點上 3 寸。

阿是穴：又稱壓痛點、天應穴、不定穴等。以痛點或反應點為穴位。

橋弓穴：翳風至缺盆成一直線。

第三節 幼兒推拿特定穴與操作方法

1. 天門（攢竹）

【位置】兩眉中間至前髮際成一直線。

【操作】自眉心向額上用兩拇指交替向上直推，此操作法又稱「開天門」、「推攢竹」（圖 1-26）。若自眉心推至囟門，則稱為「大開天門」。每次 30～50 下。可預防和治療感冒。

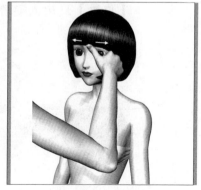

圖 1-26 推攢竹

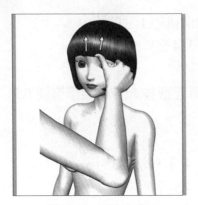

圖1-27　推坎宮

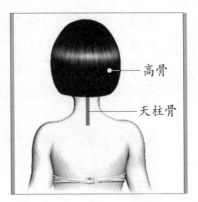

圖1-28　高骨、天柱骨

2. 坎宮

【位置】自眉頭起沿眉向眉梢成一橫線。

【操作】自眉心沿眉毛向兩旁分推。又稱「推坎宮」、「分陰陽」。（圖1-27）每次 30～50 下。可預防和治療感冒。

3. 高骨

【又名】耳後、耳後高骨、耳背、耳背高骨。

【位置】耳後入髮跡，乳突後緣下陷中（圖1-28）。可治療感冒等病。

4. 天柱骨

【位置】頸後髮際正中至大椎穴成一直線（圖1-28）。

【操作】用拇指或食、中指自上向下直推，稱「推天柱」（圖1-29）。可鬆筋通竅，消除疲勞。

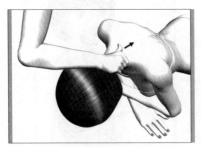

圖1-29　推天柱

5. 乳根

【位置】乳下 2 分（圖 1-30）。

6. 乳旁

【位置】乳外旁開 2 分（圖1-30）。

7. 脇肋

【位置】從腋下兩脇至天樞處（圖1-30）。

8. 腹

【位置】腹部。按摩腹部可治療消化不良。

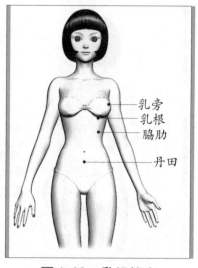

圖 1-30　乳根等穴

9. 丹田

【位置】小腹部（臍下 2 ～3 寸之間，圖1-30）。

10. 肚角

【位置】臍下 2 寸（石門），旁開 2 寸大筋。

【操作】用拇指、食指、中指三指做拿法，稱「拿肚角」（圖1-31）可驅風散寒，治療腹脹、腹瀉等。

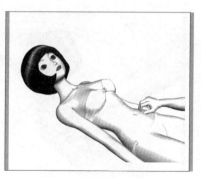

圖 1-31　拿肚角

11. 脊柱

【位置】大椎至長強成一直線。捏脊是強壯身體的好方法。

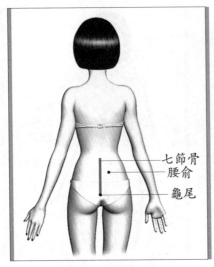

圖 1-32　腰俞等穴

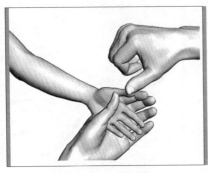

圖 1-33　補脾經

12. 腰俞

【位置】第 3～4 腰椎棘突間，旁開 3 寸（圖1-32）。

13. 七節骨（七節）

【位置】命門穴至龜尾成一直線（圖1-32）。

【操作】用拇指橈側面或食指、中指二指面從下向上或從上向下做直推，分別稱為推上七節和推下七節。

14. 龜尾

【又名】尾閭、長強、尾尻（圖1-32）。

15. 脾經（脾土）

【位置】①拇指羅紋面。②拇指橈側緣。

【操作】旋推或將患兒拇指屈曲，循拇指橈側邊緣向掌根方向直推為補，稱「補脾經」；由指端向指根方向直推為清，稱「清脾經」（圖1-33）。可治療消化不良。

16. 胃經

【位置】拇指掌面第一節。

【操作】旋推為補，稱「補胃經」；向指根方向直推為「清胃經」（圖1-34）。可治療消化不良。

17. 肝經（肝木）

【位置】食指羅紋面。

【操作】旋推為補，稱「補肝經」；向指根方向直推為清，稱「清肝經」（圖1-35）。可治療煩躁不安。

18. 心經（心火）

【位置】中指羅紋面。

【操作】旋推為補，稱「補心經」；向指根方向直推為清，稱「清心經」（圖1-36）。可治療高燒、昏厥。

19. 肺經（肺經）

【位置】無名指羅紋面。

【操作】旋推為補，稱「補肺經」；向指根方向直推為清，稱「清肺經」（圖1-37）。可治療咳嗽、氣喘。

20. 腎經（腎水）

【位置】小指羅紋面。

【操作】由指根向指尖方向直推為補，稱「補腎經」；

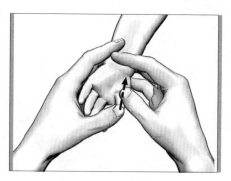

圖 1-34　清胃經

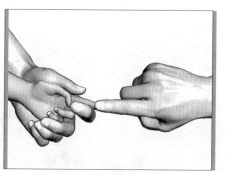

圖 1-35　清肝經

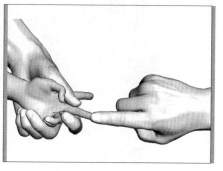

圖 1-36　清心經

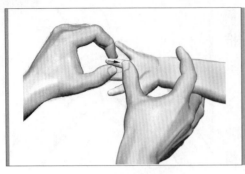

圖 1-37　清肺經

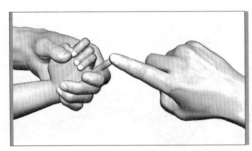

圖 1-38　清腎經

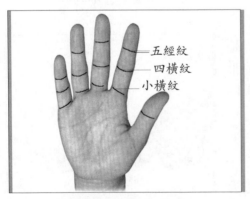

圖 1-39　五經紋等穴

五經紋
四橫紋
小橫紋

反之，稱「清腎經」（圖1-38）。可治療遺尿、泄瀉。

21. 五經紋

【位置】手掌面五指遠側指間關節橫紋（圖1-39）。

22. 四橫紋

【位置】掌面食指、中指、無名指、小指近側指間關節橫紋（圖1-39）。

【操作】四指併攏，從食指橫紋處推向小指橫紋處，稱「推四橫紋」

23. 小橫紋

【位置】食指、中指、無名指、小指掌指關節橫紋處（圖1-39）。掐小橫紋可治療咳嗽。

24. 大腸

【又名】小三關、指三關。

【位置】食指橈側緣。

【操作】從食指尖直

推向虎口為補，稱「補大腸」；反之為清，稱「清大腸」（圖1-40）。可治療便秘。

25. 小腸

【位置】小指尺側緣。

【操作】從指尖直推向指根為補，稱「補小腸」；反之為清，稱「清小腸」（圖1-41）。可治療口舌糜爛。

26. 腎頂

【位置】小指頂端（圖1-42）。

27. 掌小橫紋

【位置】掌面小指根下，掌紋尺側頭（圖1-42）。

28. 十王（十宣）

【位置】手十指尖端，距指甲0.1寸（圖1-42）。

29. 板門

【位置】手掌大魚際平面。

【操作】用推法自指根推向腕橫紋，稱「板門推向橫紋」；反之，稱「橫紋推向板門」（圖1-43）。可緩解食慾

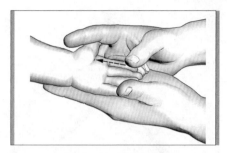

圖1-40　補大腸

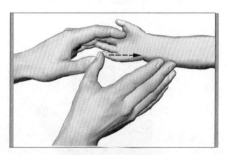

圖1-41　補小腸

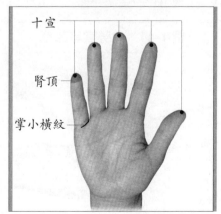

圖1-42　十宣等穴

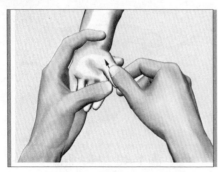

圖1-43 板門推向橫紋

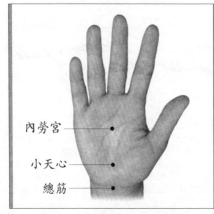

內勞宮 ●
小天心 ●
總筋 ●

圖1-44 內勞宮等部位

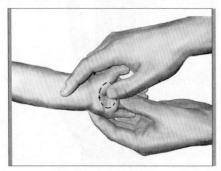

圖1-45 內八卦

不振。

30. 內勞宮

【位置】掌心中，握拳時中指端是穴（圖1-44）。

【操作】從小指根掐運起，經掌小橫紋、小天心至內勞宮，稱「運內勞宮」（水底撈明月）。可治療發熱、口瘡。

31. 內八卦

【位置】以掌心為圓心，從圓心至中指根橫紋約2/3處為半徑所作圓周。

【操作】用運法，順時針方向掐運，稱「運內八卦」或「運八卦」（圖1-45）。

32. 小天心

【位置】在大小魚際交接處凹陷中（圖1-44）揉小天心可防幼兒驚風、夜啼。

33. 運水入土、運土入水

【位置】手掌面、大指根至小指根，沿手掌邊緣一條弧形曲線。

【操作】自拇指根沿手掌

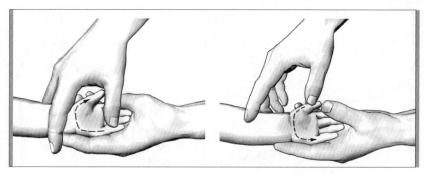

圖1-46　運水入土、運土入水

邊緣，經小天心推運至小指根，稱「運土入水」；反之，稱「運水入土」（圖1-46）。是治療消化不良的好方法。

34. 大橫紋（橫門）

【位置】仰掌，掌後腕橫紋。

【操作】兩拇指從掌後橫紋中向兩旁分推，稱「分推大橫紋」，又稱「分陰陽」；反之稱「合陰陽」（圖1-47）。治療食積、泄瀉。

35. 總筋（總位、總心、黃筋、合骨、內一窩風）

【位置】在掌後腕橫紋之中點。相當於大陵穴（圖1-44）。治療驚風夜啼，口舌生瘡。

36. 三關（大三關）

【位置】前臂橈側緣（圖1-48）。

【操作】用拇指橈側面或食、中指面從腕推向肘，稱「推三關」；屈患兒拇指，從拇指外側端推向肘稱為「大推三關」。可緩解營養不良。

37. 天河水

【位置】前臂正中，從總筋至洪池（曲澤）成一直線。

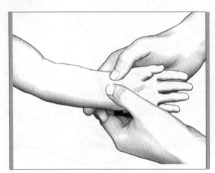

圖1-47　分陰陽、合陰陽

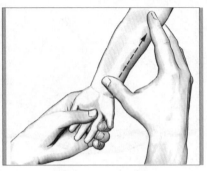

圖1-48　推三關

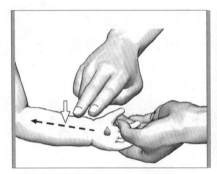

圖4-49　清（推）天河水

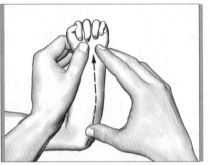

圖4-50　推六腑

【操作】用食、中二指面從腕推向肘，稱「清（推）天河水」（圖1-49）；用食指、中指二指蘸水從總筋處，一起一落彈打如彈琴狀，直至肘部，同時一面用口吹氣隨之，稱「打馬過天河」。可治療高熱、煩燥不安。

38.六腑

【位置】前臂尺側緣，神門至少海成一直線。

【操作】用拇指面或食、中指面從肘推向腕，稱「退六腑」或「推六腑」（圖1-50）。治療一切高熱，便秘，

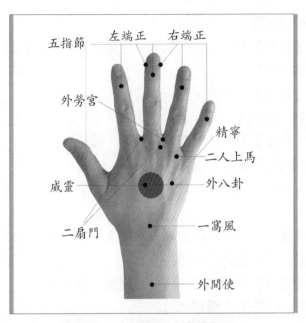

圖 1-51　五指節、威靈等穴

腮腺炎。

39. 端正

【位置】中指甲根兩側赤白肉際處，橈側稱左端正，尺側稱右端正（圖1-51）。

40. 五指節

【位置】掌背五指第一指間關節（圖1-51）。

41. 二扇門

【位置】掌背中指根本節兩側凹陷中（圖1-51）。

42. 二人上馬（上馬）

【位置】手背小指及無名指掌指關節後陷中（圖1-51）。

43. 威靈

【位置】手背二、三掌骨交接處凹陷中（圖1–51）。

44. 精寧

【位置】手背四、五掌骨縫間（圖1–51）。

45. 外勞宮

【位置】手背三、四掌骨縫間（圖1–51）。

46. 外八卦

【位置】掌背外勞宮周圍，與內八卦相對（圖1–51）。

【操作】拇指做順時針方向掐運，稱「運外八卦」。

47. 一窩風 (外一窩風)

【位置】手背腕橫紋正中凹陷處（圖1–51）。

48. 外間使（膊陽池）

【位置】外關上一寸（圖1–51）。

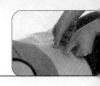

第二章　推拿基本手法

第一節　滾動類手法

一、㨰　法（圖2-1）

【手法】掌指關節略微屈曲，手指自然展開，以手掌背部近小指側部分附著於治療部位上，由腕關節做主動連續的屈伸運動，帶動前臂的外旋和內旋，使掌背部在治療部位上進行120～160次／分的來回滾動。

手法特點：刺激面積大，刺激力量強而柔和。

【要領】滾動時手背部接觸範圍為手背尺側至中指線。肩臂放鬆，肩關節自然下垂，指掌放鬆。小魚際及掌背小指側在滾動時要吸附於治療部位上，不要跳動。

【主治】肢體疼痛、肌膚麻木、關節運動功能障礙及內科、婦科病症。

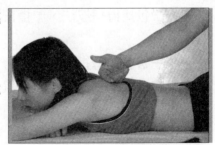

圖2-1　㨰法

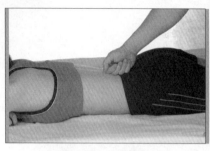

圖2-2　拳滾法

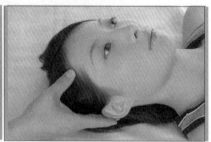

圖2-3　拇指按法

二、拳滾法（圖2-2）

【手法】手握空拳，用小指、無名指、中指的第一節（即近節）指背附著於治療部位，腕關節放鬆，由腕關節做往返的屈伸擺動，使指背著力點在治療部位上做160次／分左右的來回滾動。手法特點：剛勁有力、壓力大、刺激強、操作非常省力。

【主治】風濕酸痛、肌膚麻木、肢體疼痛或麻木。

第二節　按壓類手法

一、按法（圖2-3）

按法包括拇指按法、中指按法和掌按法，以拇指按法為例。

【手法】用拇指羅紋面著力於體表治療部位上，做垂直向下的按壓。用力要由輕到重，穩而持續，不可用迅猛的暴力。

【主治】各種疼痛、鼻塞、哮喘、呃逆、便秘、小便閉塞不痛、半身不遂。

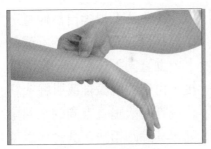

圖2-4　拇指點法

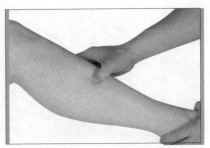

圖2-5　拇指撥法

中指按法和掌按法的手法原理與拇指按法的原理相同，手法操作見光碟內容。

二、點法（圖2-4）

點法包括拇指端點法（又稱拇指點法）、屈拇指點法、屈食指點法等。以拇指點法為例。

【手法】手握空拳，拇指伸直並靠貼於食指中節的橈側，以拇指端著力，垂直向下點壓體表一定的穴位或其他部位。或一手的拇指伸直，以拇指指端著力，垂直向下點壓體表一定的穴位或其他部位，其他四指扶在旁邊幫助用力。點按結束時也要逐漸放鬆，不要突然將手抬起。

【主治】各種疼痛、鼻塞、哮喘、呃逆、便秘、小便閉塞不通、半身不遂。

屈拇指點法和屈食指點法的手法原理與拇指點法的原理相同，手法操作見光碟內容。

三、撥法（圖2-5）

撥法包括拇指撥法、三指撥法。以拇指撥法為例。

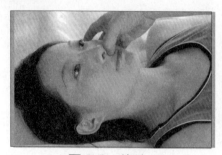

圖2-6　掐法

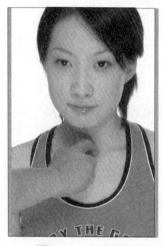

圖2-7　勾點法

【手法】拇指自然伸直，以拇指羅紋面著力於治療部位上，垂直向下按壓到一定深度後，再做與肌纖維或肌腱或韌帶或經絡成垂直方向的來回撥動，其餘四指扶在其旁邊以幫助用力，如果一手的指力不足，可以雙手拇指重疊按壓撥動。撥動的手指不能在被推拿部位的皮膚表面有摩擦移動，要帶動被推拿部位的肌纖維或肌腱、韌帶一起撥動。

【主治】局部酸痛、活動不利。

三指撥法的手法原理與拇指撥法的原理相同，手法操作見光碟內容。

四、掐法（圖2-6）

【手法】用拇指或食指指端甲緣重按穴位，而不刺破治療部位皮膚的方法。掐後可用拇指羅紋面在治療部位上輕揉以緩解疼痛。

【主治】中風不語，頭暈，昏厥，癇病發作。

五、勾點法（圖2-7）

【手法】中指的掌指關節處伸直，指間關節微屈，其他的手指輕握，用中指的指端垂直向下點壓治療部位。

【主治】呃逆、咳喘、噁心、嘔吐。

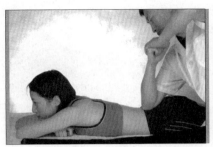

圖2-8　肘壓法

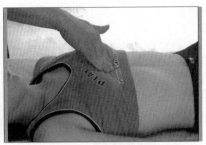

圖2-9　指環摩法

六、肘壓法（圖2-8）

【手法】肘關節屈曲，用肘尖著力於體表治療部位，做垂直向下的按壓。因肘壓的刺激較強，應間歇性按壓。

【主治】腰肌強硬、頑固性腰腿痛、腰椎間盤突出症。

第三節　摩擦類手法

一、環摩法（圖2-9）

環摩法包括指環摩法和掌環摩法。以指環摩法為例。

【手法】掌指關節自然伸直，腕部微屈，用併攏的食指、中指、無名指羅紋面附著於體表治療部位，隨同腕關節做環旋活動，頻率每分鐘 120 次。順時針摩動為補法（輕柔手法），逆時針摩動為瀉法（重手法）。

【主治】胸悶、脘腹脹痛、痛經、月經不調、風濕痹痛、增生性關節炎、軟組織損傷。

掌環摩法的手法原理與指環摩法的原理相同，只是頻

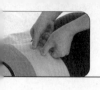

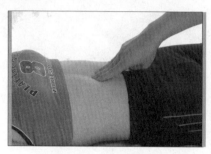

圖2-10　指直摩法

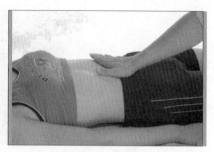

圖2-11指橫摩法

率為每分鐘80～100次，手法操作見光碟內容。

二、直摩法（圖2-10）

直摩法包括指直摩法和掌直摩法。以指直摩法為例。

【手法】掌指關節自然伸直，腕部微屈，用併攏的食指、中指、無名指、小指的羅紋面附著於體表治療部位，做與身體縱軸相平行的上、下往返的直行摩動。

【主治】脘腹脹痛、消化不良、痛經、月經不調、風濕痹痛。

掌直摩法的手法原理與指直摩法的原理相同，手法操作見光碟內容。

三、橫摩法（圖2-11）

橫摩法包括指橫摩法和掌橫摩法。以指橫摩法為例。

【手法】掌指關節自然伸直，腕部微屈，用併攏的食指、中指、無名指、小指的羅紋面附著於體表治療部位，做與身體縱軸垂直的橫向摩動。動作要領與直摩法相同。

【主治】胸悶、脘腹脹痛、消化不良、痛經、月經不

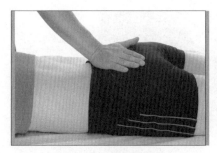

圖2-12　指斜摩法

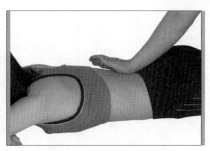

圖2-13　小魚際擦法

調、風濕痹痛、腰背痛。

　　掌橫摩法的手法原理與指橫摩法的原理相同，手法操作見光碟內容。

四、斜摩法（圖2-12）

　　斜摩法包括指斜摩法和掌斜摩法。以指斜摩法為例。

　　【手法】掌指關節自然伸直，腕部微屈，用併攏的食指、中指、無名指、小指的羅紋面附著於體表治療部位，做與身體縱軸成45°角的斜向摩動。動作要領與直摩法相同。

　　【主治】脘腹脹痛、腹瀉、痛經、月經不調、風濕痹痛。

　　掌斜摩法的手法原理與指斜摩法的原理相同，手法操作見光碟內容。

五、擦法（圖2-13）

　　擦法包括小魚際擦法、大魚際擦法、掌擦法，以小魚際擦法為例。

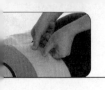

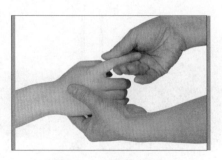

圖2-14　拇指推法

【手法】腕關節伸直，用小魚際緊貼於治療部位的皮膚，稍微用力下壓，以肩關節為支點，上臂做主動運動，使小魚際做均勻的上下或左右往返摩擦移動。要在治療部位塗上少許潤滑劑，防止擦破皮膚，並有利於熱量的滲透。擦法使用後，不能在該部位再用其他手法。

【主治】胸悶、脘腹脹痛、脇肋脹痛、咳喘、陽痿、遺精、不孕症、倦怠乏力、風濕痹痛、軟組織損傷。

大魚際擦法、掌擦法的手法原理與小魚際擦法的原理相同，手法操作見光碟內容。

六、推法（圖2-14）

推法包括拇指推法、掌根推法、全掌推法、拳推法、肘推法，以拇指推法為例。

【手法】用拇指羅紋面著力於體表治療部位，做與經絡循行路線或肌纖維平行方向的緩慢推動。

【主治】風濕痹痛、筋脈拘急、軟組織損傷。

掌根推法、全掌推法、拳推法、肘推法的手法原理與拇指推法的原理相同，手法操作見光碟內容。

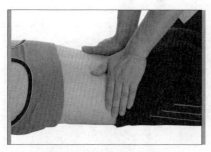
圖2-15　掌分推法

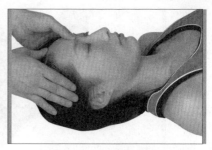
圖2-16　拇指抹法

七、掌分推法（圖2-15）

【手法】以雙手掌面置於體表治療部位上，然後同時向相反方向推進。

【主治】胸悶、脘腹脹痛、腰背酸痛。

八、抹法（圖2-16）

抹法包括拇指抹法、中指抹法、三指抹法和掌抹法，以拇指抹法為例。

【手法】用單手或雙手的拇指羅紋面在治療部位上做上下左右或弧形曲線推動。可在治療部位上塗少許潤滑劑以提高療效。

【主治】頭痛、頭暈、失眠、記憶力不好、近視、眼花、手掌麻木酸痛、胸悶脘脹。

中指抹法、三指抹法和掌抹法的手法原理與拇指抹法的原理相同，手法操作見光碟內容。

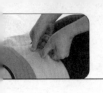

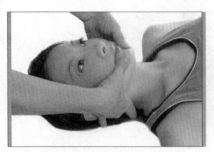

圖2-17　分抹法

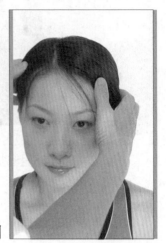

圖2-18　掃散法

九、分抹法（圖2-17）

【手法】在體表治療部位上同時做相反方向的抹法叫分抹法。

【主治】頭痛、頭暈、失眠、記憶力不好、近視、眼花、手掌麻木酸痛、胸悶脘脹。

十、掃散法（圖2-18）

【手法】一手的食指、中指、無名指、小指併攏微屈，以指端部置於頭維穴處，拇指伸直，以拇指橈側面附著於耳後上方。

然後，稍用力在頭顳部做較快速的單向向後下方的推動，使四指的指端在額角髮際至耳上範圍內移動，拇指在耳後上方至乳突範圍內移動。

【部位】頭兩側顳部。

【主治】頭痛、頭暈、失眠、多夢。

十一、勒法（圖2-19）

【手法】食指、中指屈曲，用食指和中指的第二節指

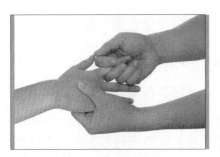

圖2-19　勒　法

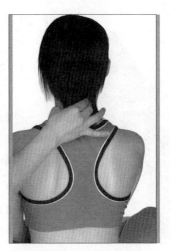

圖2-20　三指捏法

骨夾住被推拿者的手指或足趾根部的兩側，然後迅速滑出指端或趾端，滑出指端或趾端時常能聽到清脆的響聲。按五指或五趾的順序依次進行，反覆操作 3～5 遍。

【主治】手指或足趾部酸脹、麻木。

第四節　捏拿類手法

一、捏法（圖2-20）

捏法包括三指捏法、五指捏法、拇食指捏法，以三指捏法為例。

【手法】用拇指和食指、中指的羅紋面相對夾住治療部位或穴位，然後做相對用力的擠壓，隨即放鬆，再用力擠壓，並循序上下移動。

【主治】肌膚不適、麻木不仁、肢體倦怠無力。

五指捏法、拇食指捏法的手法原理與三指捏法的原理

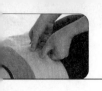

相同，手法操作見光碟內容。

二、拿法（圖2-21）

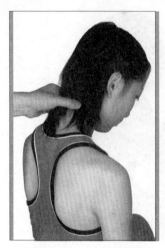

圖2-21　三指拿法

拿法包括三指拿法和五指拿法，以三指拿法為例。

【手法】用拇指羅紋面和食指、中指的羅紋面相對用力，捏住治療部位的肌膚並逐漸用力內收，將治療部位的肌膚提起，做連續的提捏或揉捏動作。

【主治】牙痛、頸項強痛、肌膚酸痛、麻木、肢體無力。

五指拿法的手法原理與三指拿法的原理相同，手法操作見光碟內容。

三、捏脊法（圖2-22）

【手法】被推拿者俯臥位，背部肌肉放鬆。術者站在其側面，用兩手拇指橈側面頂住其脊柱兩側皮膚，食指、中指與拇指相對，交替捏起皮膚並輕輕向上提捻，邊提捻邊向上慢慢推進。

從龜尾穴開始沿脊柱向上到大椎穴為止。

【主治】腹脹、食慾不振、消化不良、大便乾結、腹瀉、感冒、小兒積滯、疳症、佝僂病。

注：幼兒積滯是指幼兒內傷乳食、停聚不化所形成的一種胃腸疾患。以不思乳食、腹部脹滿、大便不調為特徵。疳症是指多種原因使幼兒脾胃受損、氣液耗傷而導致的全身虛弱羸瘦、面黃發枯的慢性病症。

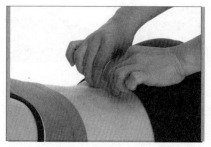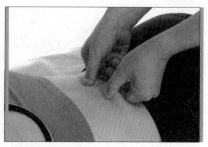

圖2-22　捏脊法

第五節　揉搓類手法

一、揉法（圖2-23）

揉法包括拇指揉法、中指揉法、三指揉法、掌根揉法、大魚際揉法，以拇指揉法為例。

【手法】用拇指羅紋面附著於體表治療部位上，稍用力下按，由腕關節做主動的環形擺動，使羅紋面在治療部位上做輕柔的、小幅度的環旋揉動，頻率120～160次／分。

【主治】頭痛、頭暈、失眠、多夢、記憶力不好、感冒發熱、咳嗽、便秘、腹瀉、遺尿、幼兒肌性斜頸。

中指揉法、三指揉法、掌根揉法、大魚際揉法的手法原理與拇指揉法的原理相同，手法操作見光碟內容。

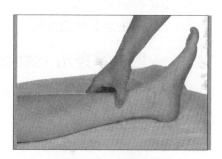

圖 2-23　拇指揉法

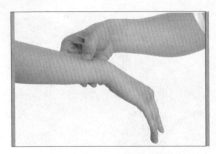

圖 2-24　拇指點揉法

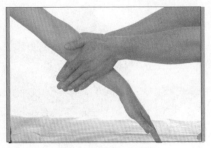

圖 2-25　搓　法

二、拇指點揉法（圖2-24）

【手法】在拇指點法的基礎上，配合一個旋轉的揉動，揉動的頻率為120～160次／分。揉動方向以順時針方向為主，要帶動皮膚一起揉動。

【主治】和拇指揉法基本相同。

三、搓法（夾搓法）（圖2-25）

【手法】用雙手的掌面夾住肢體的治療部位，相對用力做相反方向的快速搓揉，並循序上下往返移動。常作為推拿的結束手法。

【主治】肢體酸痛、活動不利、麻木、倦怠無力。

四、掌搓法（圖2-26）

【手法】以一手的掌面著力於被推拿部位，以肘關節為支點，前臂做主動運動，使掌面在被推拿部位上做較快速的推去拉回的搓動。

【主治】脇肋脹痛、背腰骶部酸楚疼痛、下肢麻木疼

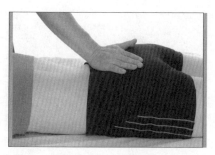

圖 2-26　掌搓法

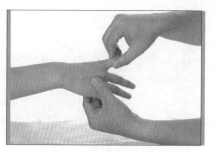

圖 2-27　捻　法

痛。

五、捻法（圖2-27）

【手法】用拇指羅紋面與食指橈側緣或食指羅紋面相對捏住體表治療部位，稍用力做對稱性的快速搓揉。

【主治】手指、足趾的小關節酸痛、麻木、腫脹、屈伸不利。

第六節　一指禪推法類手法

一、一指禪推法（圖2-28）

【手法】手握空拳，拇指自然伸直，並蓋住拳眼，用拇指端或羅紋面著力於體表治療部位，沉肩、垂肘、懸腕，運用腕關節的往返擺動，帶動拇指指間關節的屈伸活動，使產生的功力輕重交替、持續不斷地作用於治療部位，頻率120～160次／分。

【主治】頭痛、失眠、多夢、記憶力不好、胸悶、胃

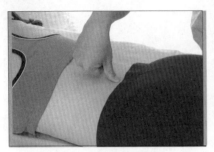

圖2-28 一指禪推法

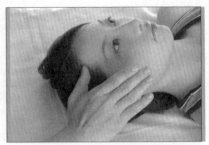

圖2-29 一指禪偏峰推法

脘痛、腹脹、泄瀉、便秘、痛經、月經不調、關節酸痛。

二、一指禪偏峰推法（圖2-29）

【手法】用拇指橈側偏峰著力於體表治療部位，其餘四指和拇指分開並自然伸直，腕關節放鬆呈微屈或自然伸直狀，沉肩、垂肘，以四指和腕關節做主動擺動，帶動拇指指間關節小幅度的屈伸活動，頻率為120～160次／分。該法較一指禪推法柔和，常用於頭面部。

【主治】頭痛、眩暈、失眠、面癱、眼疾、感冒、記憶力不好、頸項酸痛。

三、屈指推法（圖2-30）

【手法】拇指屈曲，用拇指指間關節橈側或背側著力於體表治療部位，其餘四指握成空拳，沉肩、垂肘、懸腕，由腕部主動擺動，使產生的功力持續不斷地作用於治療部位。

【主治】頸項強痛、腹脹、消化不良、食慾不振、四肢關節酸痛。

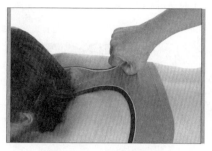

圖 2-30　屈指推法

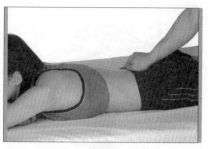

圖 2-31　虛掌拍法

第七節　擊打類手法

一、虛掌拍法（圖2-31）

【手法】五指自然併攏，掌指關節部微屈曲，掌心空虛，用虛掌有節奏地拍擊治療部位的皮膚，拍擊時常可以聽到清脆的響聲。可以單手拍打，也可以雙手交替拍打。

【主治】風濕酸痛重著、肌膚感覺遲鈍麻木、肌肉緊張痙攣。

【注意】對冠心病、腫瘤、結核病患者禁用此法。

二、捶法（圖2-32）

【手法】雙手握空拳，交替用拳背部或拳眼部上下叩擊治療部位，形狀如擊鼓狀。用力要均勻柔和，不可用暴力。

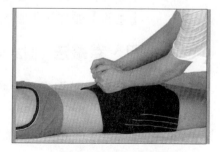

圖 2-32　捶　法

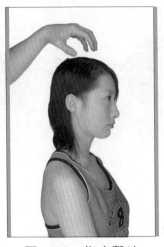

圖2-33　指尖擊法

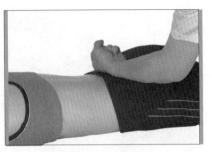

圖2-34　拳擊法

【主治】風濕酸痛重著、肌膚感覺遲鈍麻木、肌肉緊張痙攣。

【注意】心臟病、高血壓病患者禁用或慎用，腎區部位用力不宜過重。

三、指尖擊法（圖2-33）

【手法】手指半握，腕關節放鬆，運用腕關節做小幅度或較大幅度的屈伸，以指端輕輕擊打或重力擊打治療部位。

【部位】頭部、胸脇部。

【主治】頭痛、失眠、胸悶、心慌。

四、拳擊法（圖2-34）

【手法】手握空拳，腕關節伸直，用拳背平擊治療部位。

【部位】大椎穴、腰骶部。

【主治】頸椎病、腰椎病。

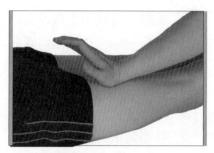

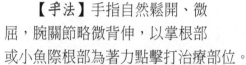
圖 2-35　掌擊法

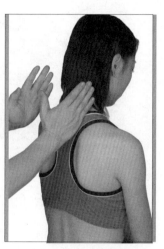
圖 2-36　側擊法

五、掌擊法（圖2-35）

【手法】手指自然鬆開、微屈，腕關節略微背伸，以掌根部或小魚際根部為著力點擊打治療部位。

【要領】腕部和掌指部要用力挺住，不能有屈伸動作。要用上臂的力量進行擊打。掌擊百會穴時被推拿者要坐位，頸腰部要挺直，這樣可以使叩擊的力量沿著脊柱縱軸方向傳遞，被推拿者此時不要說話，上下齒要略抵住，以免損傷牙齒。

【部位】百會穴、腰臀部、下肢部。

【主治】頭痛、眩暈、坐骨神經痛、腰臀部軟組織勞損、下肢酸麻。

【注意】對骨質疏鬆者、老年人、體弱多病者禁用掌擊百會穴。

六、側擊法（圖2-36）

【手法】掌指關節伸直，腕關節略背伸，用單手小魚

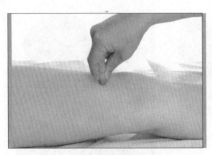

際擊打或雙手小魚際交替擊打治療部位。由肘關節的伸屈帶動前臂發力來進行擊打。

【主治】風濕痹痛、肢體麻木、感覺遲鈍、肌肉疲勞酸痛。

圖2-37　單指叩點法

七、叩點法（圖2-37）

叩點法包括單指叩點法和五指叩點法，以單指叩點法為例。

【手法】中指指間關節和掌指關節微屈，食指按於中指的指背上，拇指羅紋面抵於中指遠端指間關節的掌側，無名指和小指屈曲握緊，由伸屈腕關節，或由肩、肘、腕關節的活動，將一身之氣達於指端來叩點穴位。

【部位】除面部一般不用此法外，全身的其他部位均可以使用。

【主治】各種疼痛、麻木。

五指叩點法的手法原理與單指叩點法的原理相同，手法操作見光碟內容。

第八節　振動類手法

一、抖法（圖2-38）

抖法包括抖上肢法和抖下肢法。

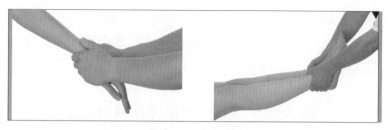

圖2-38　抖　法

【手法】

（1）抖上肢法：被推拿者坐位，肩臂放鬆。術者站在其前外側，雙手握住患肢腕部將患肢抬起60°左右，然後做連續的小幅度的上下抖動，頻率250次左右／分。

（2）抖下肢法：被推拿者仰臥位，下肢伸直放鬆。術者站在其正前方，雙手分別握住其兩踝部將其抬高30公分左右，然後做連續的小幅度的上下抖動，頻率100次／分左右。也可兩側下肢輪流抖動。

【主治】肩臂酸痛、活動不利、腰腿痛。

二、振法（圖2-39）

振法包括中指振法和掌振法，以中指振法為例。

【手法】中指伸直，以指端著力於穴位處，食指重疊於中指指背，肘微屈，運用前臂和手部的靜止性用力使肌肉強力收縮，發出快速而強烈的振顫。

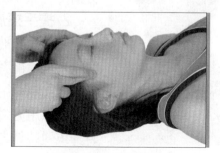

圖2-39　中指振法

【主治】失眠、頭

痛、眩暈、胃脘痛、咳嗽、氣喘、呃逆、痛經、月經不調。

　　掌振法的手法原理與中指振法的原理相同，手法操作見光碟內容。

第九節　運動關節類手法

一、搖　法

　　應用搖法時須注意：搖轉的幅度要由小到大；用力要穩，動作要緩和；搖轉的方向和幅度要在生理許可的範圍內進行，或在被推拿者能夠忍受的範圍內進行。

1.頸項部搖法（圖2-40）

　　【手法】被推拿者坐位，頸項部放鬆。術者站在被推拿者的身後或側面，一手扶住其頭頂部，另一手托住其下頜部，雙手協調做相反方向用力，使頸項部按順時針或逆時針方向由前屈位漸漸轉至後仰位做環形搖轉，反覆數次。

　　【主治】落枕、頸椎病、頸部軟組織勞損。

2.握手搖肩法（圖2-41）

　　【手法】被推拿者坐位，患肢放鬆並自然下垂。術者站在其側面，一手扶住其肩關節上部，用與患肢同側的手與患手相握，稍微用力將患肢牽直後，做肩關節順時針或逆時針方向小幅度的搖轉活動。

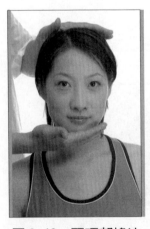

圖2-40　頸項部搖法

　　【主治】肩周炎、肩部傷筋。

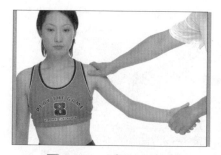

圖2-41　肩關節搖法

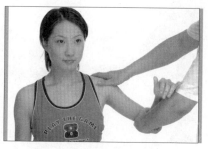

圖2-42　托肘搖肩法

3. 托肘搖肩法（圖2-42）

【手法】被推拿者坐位或站位，患側肩部放鬆、肘關節自然屈曲。術者站在被推拿者側面，一手扶住其肩關節上部，用與患肢同側的手托起患肢肘部，使患側前臂放在術者前臂上，然後做肩關節順時針及逆時針方向的環轉搖動。

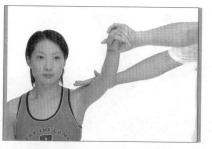

圖2-43　大幅度搖肩法

【主治】肩周炎、肩部傷筋。

4. 大幅度搖肩法（圖2-43）

【手法】被推拿者坐位，患肢自然下垂。術者站在其側面，兩手掌相對，托住被推拿者腕部。先將患肢慢慢向上向前托起，然後位於下方的手逐漸翻掌，當患肢前上舉至160°時，虎口向下握住腕部，另一手由腕部向下滑移到肩關節上部，此時按於肩部之手將肩部略向下向前按，握腕之手則略上提，使肩關節充分伸展，隨即使肩關節向後做大幅度的搖轉。若向後搖轉時兩手動作正相反。

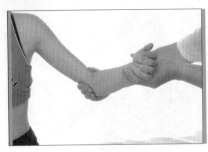

圖2-44　搖肘關節法

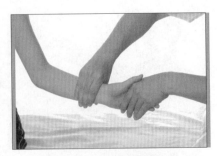

圖2-45　搖腕關節法

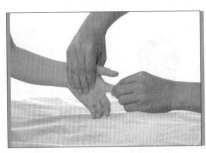

圖2-46　搖掌指關節法

【主治】肩周炎、肩部傷筋、肺氣腫。

5. 搖肘關節法（圖2-44）

【手法】被推拿者坐位，患肘屈曲45°左右。術者用一手握住患肢肘後，另一手握住患肢腕部，然後協調用力使肘關節做順時針和逆時針方向的環轉搖動。

【主治】肘關節扭傷，肘部骨折後遺症。

6. 搖腕關節法（圖2-45）

【手法】一手握住患肢腕關節近端，另一手握住患肢手掌，在輕度拔伸的情況下做腕關節順時針和逆時針方向的環轉搖動。

【主治】腕關節扭傷、腕部骨折後遺症。

7. 搖掌指關節法（圖2-46）

【手法】一手握住患側手掌，另一手捏住患指，在輕度拔伸的情況下做掌指關節順時針和逆時針方向的環轉搖動。

【主治】屈指腱鞘炎、掌指關節扭傷。

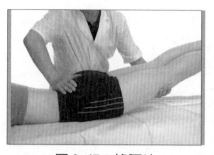

圖2-47　搖腰法

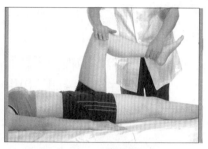

圖2-48　搖髖關節法

8. 搖腰法（圖2-47）

【手法】被推拿者俯臥位，下肢伸直。術者站在其身旁，用一手掌按壓住被推拿者腰部，另一手前臂托於被推拿者雙下肢膝關節近端，將雙下肢緩慢抬起，然後做順時針和逆時針方向的緩慢搖動。

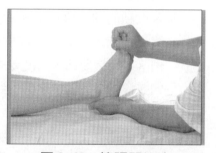

圖2-49　搖踝關節法

【主治】腰脊酸痛、板滯、活動不利。

9. 搖髖關節法（圖2-48）

【手法】被推拿者仰臥位，患肢屈膝屈髖。術者站在被推拿者患側旁，一手扶住患側膝部，另一手握住被推拿者踝部，兩手協調作用使髖膝關節均屈曲到90°左右，然後做髖關節順時針和逆時針方向的緩慢搖動。

【主治】髖部酸痛、內收肌勞損、腰腿痛疾病引起的髖關節活動不利、牽掣疼痛。

10. 搖踝關節法（圖2-49）

【手法】被推拿者仰臥位，下肢自然伸直。術者坐在

或站在其足端，一手握住其足根，另一手握住其足趾部，稍微用力做下肢的拔伸，在拔伸的同時做踝關節順時針和逆時針方向的緩慢搖動。

【主治】踝關節扭傷、踝關節酸痛、活動不利。

二、扳　法

應用扳法時須注意：要順應關節的生理功能，不能超過或違背關節的生理功能；動作要分階段進行，即先把需要扳動的關節極度伸展或旋轉，然後在此位置上再做一個突發性的、稍微增大幅度的扳動；突發的扳動動作要乾脆俐落，時機要準，力度要適當，收力要及時；不要強求關節的彈響聲；扳動幅度由小到大，以被推拿者能夠忍受為度。

1. 頸部斜扳法（圖2-50）

【手法】被推拿者坐位，頸項部放鬆，頭稍微前傾。

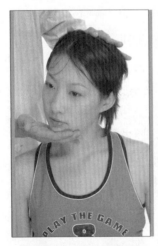

術者站在被推拿者後側方，一手扶住其頭頂部，另一手托住其下頦部，兩手協同動作使頭向患側慢慢旋轉，當旋轉到有阻力時稍微停頓一下，隨即用勁做一個突發性的有控制的快速扳動，此時常可以聽到輕微的「喀」聲。

【主治】頸椎病、頸椎後關節錯位。

【注意】對頸椎有可疑的骨質病變時，禁用扳法；對高血壓或血管硬化者，慎用扳法。

圖2-50　頸部斜扳法

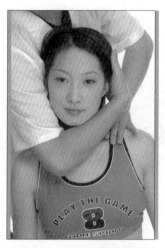

圖2-51　環樞關節扳法

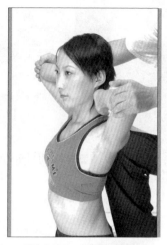

圖2-52　擴胸扳法

2. 環樞關節扳法（圖2-51）

【手法】被推拿者坐在低凳上，頸部微前傾。術者站在其側後方，用一手拇指頂住其第二頸椎棘突，另一手以肘部托住其下頦部，手掌繞過對側耳後扶住其枕骨部。逐漸用力將頸椎向上拔伸，在拔伸基礎上同時使頸椎向患側旋轉，當有阻力時做一個突然的稍微增大幅度的扳動，頂住棘突的拇指也同時用力，此時常可以聽到彈響聲，拇指下也有棘突跳動的感覺。

【主治】環樞關節半脫位。

【注意】對頸椎有可疑的骨質病變時，禁用扳法；對高血壓或血管硬化者，慎用扳法。

3. 擴胸扳法（圖2-52）

【手法】被推拿者坐位，兩手十指交叉扣住抱於枕後部。術者站在其身後，用一側膝關節抵住背部病變處，兩

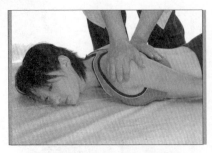

圖 5-23　扳肩式胸椎扳法

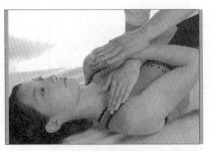

圖 2-54　仰臥壓肘胸椎整復法

手分別握扶住其兩肘部。讓其做主動前俯後仰運動，並深呼吸，也就是前俯時呼氣，後仰時吸氣。如此活動數遍，當被推拿者後仰到最大限度時，術者隨即兩手用力將其兩肘部做突然的向後拉動，同時膝部也向前做頂抵，此時常常可以聽到「喀」聲，表示手法成功。

【主治】胸悶，背部板滯酸痛，胸椎小關節錯位，強直性脊柱炎尚未骨性強化者，胸部壓榨感。

4. 扳肩式胸椎扳法（圖2-53）

【手法】被推拿者俯臥位。術者站在其側面，一手托住其對側肩前上部，另一手用掌根著力，按壓住其病變胸椎棘突旁，兩手協同做相反方向用力，此時可以聽到「喀嗒」聲，表示手法成功。

【主治】胸椎小關節紊亂。

5. 仰臥壓肘胸椎整復法（圖2-54）

【手法】被推拿者仰臥位，雙手交叉分別抱住對側肩部，全身自然放鬆。術者站在其側面，一手握拳，拳心向上，將拳墊在其背後患椎處，使胸椎小關節因胸椎過伸而處於鬆弛狀態；另一手按住其兩手腕部，並緩緩用力下

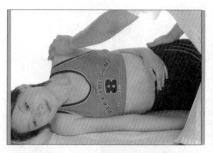

圖2-55　腰部斜扳法

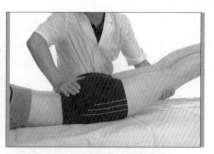

圖2-56　腰部後伸扳法

壓。然後，讓被推拿者深呼氣，當呼氣將盡未盡時，術者突然做一個向前下方的按壓。此時，常常可以聽到「喀嗒」聲。

【主治】胸椎小關節紊亂

6. 腰部斜扳法（圖2-55）

【手法】被推拿者側臥位，患肢在上，屈膝屈髖；健肢在下，自然伸直，腰部放鬆。術者面對被推拿者站立，一手按住其肩前部，另一手用肘部抵住其臀部，雙手協同做相反方向的用力，使被推拿者腰部做被動扭轉。當有明顯阻力時，做一個增大幅度的突然扳動。

【主治】腰椎間盤突出症、腰椎後關節錯位、急性腰扭傷、慢性腰肌勞損。

7. 腰部後伸扳法（圖2-56）

【手法】被推拿者俯臥位，兩手放在下頦下方或頭前，雙下肢併攏，自然伸直。術者站在其側面，以一手掌按住其腰部，另一手托住其膝關節近端，緩緩上抬其下肢，使其腰部後伸，當後伸到最大限度時，兩手同時用力做相反方向的扳動，反覆操作2～3次。

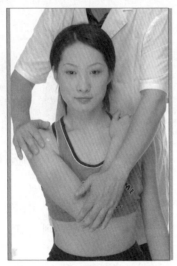
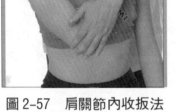
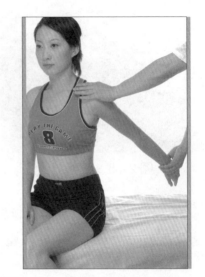

圖 2-57　肩關節內收扳法　　圖 2-58　肩關節後伸旋內扳法

【主治】腰椎間盤突出症、腰肌勞損、腰部板滯、活動不利。

8. 肩關節內收扳法（圖2-57）

【手法】被推拿者坐位，將患側上肢置於胸前並儘量內收。術者站在其身後，用和患肩同側的手扶住被推拿者，另一手握住其患側上肢的肘部做內收方向的扳動。

【主治】肩關節黏連、內收活動障礙。

9. 肩關節後伸旋內扳法（圖2-58）

【手法】被推拿者坐位，患側上肢自然下垂。術者站在其患側，用和患肩同側的手按扶住患肩，另一手握住患肢手腕部將其緩緩向後扳動，然後使其屈肘，手背貼於背腰部，沿脊柱緩緩向上牽拉。

【主治】肩關節黏連、後伸活動障礙。

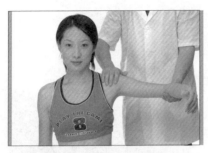

圖2-59　肩關節外展扳法　　　圖2-60　肩關節上舉扳法

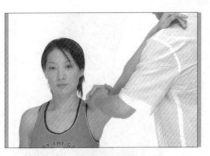

10. 肩關節外展扳法（圖2-59）

【手法】被推拿者坐位，患側上肢自然下垂。術者站在其患側，一手按住其肩部做支點，另一手握住其肘部做向外扳動。在扳動的同時，可以做肩關節的旋內、旋外被動活動。

【主治】肩關節黏連、外展活動障礙。

11. 肩關節上舉扳法（圖2-60）

【手法】被推拿者坐位。術者以半蹲位站在其患肩的前方，被推拿者上肢伸直，前臂放在術者肩上，術者雙手抱住患肩將其固定住，以患肩為支點緩慢地站起用肩將患肢慢慢抬舉，反覆操作3～5遍。

【主治】肩關節黏連、上舉活動障礙。

第十節　其他類手法

一、插法（圖2-61）

【手法】被推拿者坐位，肩背部放鬆。術者站在或坐

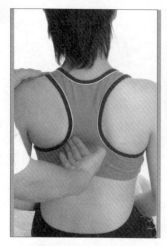

圖2-61　插　法

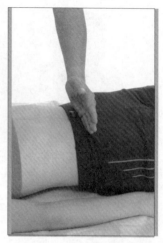

圖2-62　托　法

在其身後，一手的食指、中指、無名指、小指四指併攏伸
直，用指尖部從肩胛骨內下緣沿肩胛骨與肋骨之間向該側
肩峰方向插入，另一手扶住被推拿者該側肩部，並向後內
下方按壓，兩手做相反方向用力，使指尖插入肩胛骨與肋
骨之間約2公分左右，持續約1分鐘，然後緩緩將手收回，
如此重複2～3次。再插對側肩胛骨。

【要領】要用左手插被推拿者右肩胛骨，用右手插被
推拿者左肩胛骨。被推拿者當時可有胃上提之感覺。

【主治】胃下垂。

二、托法（圖2-62）

【手法】被推拿者仰臥位。術者坐在其右側，食指、
中指、無名指、小指伸直併攏，以羅紋面和小魚際部著力
深按於被推拿者下垂的胃底部，隨被推拿者深呼氣做由下

而上逆時針方向的上托。

【要領】上托時移動要緩慢，每移動一段距離後均要深按片刻。

【主治】胃下垂。

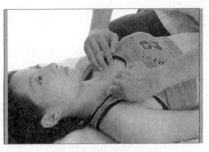

三、梳法（圖2-63）

圖2-63　梳　法

【手法】五指微屈，自然展開，以五指的羅紋面在體表治療部位上做輕柔的單方向的滑動梳理。

【主治】胸悶、氣短、脇肋脹痛、噯氣、善太息、乳癰。

注：梳法又叫疏法，和指分推法不同，指分推法一般用單指（拇指），手法刺激比梳法要強。

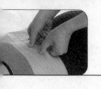
第三章 各部位常用推拿手法

第一節　頭面部

一、單指托天法（圖3-1）

【手法】被推拿者俯臥位。術者站在其頭前，用拇指指端點按其頭部百會穴半分鐘左右，然後揉動半分鐘左右。

【主治】頭痛、眩暈、失眠、中風失語、脫肛、子宮下垂、胃下垂。

二、陰陽對按法

【手法】被推拿者坐位。術者站在其正前方，先以兩手四指（食指、中指、無名指、小指）分置於被推拿者額前兩側，經兩側頭顳部向枕後摩動至後頂穴為止，反覆摩動半分鐘。然後以兩手掌心分置於兩側頭顳部，著力對按半分鐘左右。

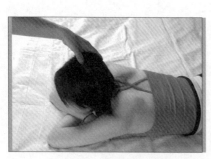

圖 3-1　單指托天法

【要領】兩手向枕後摩動時，用力要均勻、柔和、有節奏。對按頭顳部時，兩手用力要相等，不可過大。對按時被推拿者自覺頭部有緊壓感和舒適感。

【主治】低血壓以及神經衰弱和貧血所致的頭痛、頭暈、失眠。

三、單掌托天法

【手法】被推拿者取坐位。術者一手扶住其側頭部以固定，另一手以掌心置其頭頂百會穴處，進行順、逆時針各半的環旋摩動1～3分鐘。

【主治】眩暈、頭痛、失眠、內臟下垂、脫肛。

【注意】高血壓者禁用。

四、孫猴搔抓法（圖3-2）

【手法】被推拿者坐位。術者站在其身前或身後，雙手十指略分開，自然屈曲，以指端或指腹著力於頭部兩側耳上方的髮際處，對稱進行搔抓搓動，並由頭兩側緩慢移動到頭頂，在頭頂正中雙手十指交叉搓動，如洗頭狀，反覆操作1分鐘左右。

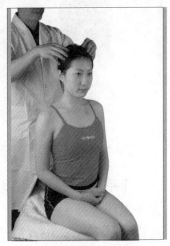

【主治】頭暈、頭痛、失眠、多夢、記憶力不好、口乾舌燥、傷風感冒。

圖 3-2　孫猴搔抓法

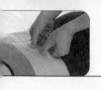
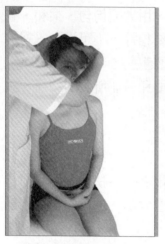

圖3-3 推正頂法

五、推正頂法

（圖3-3，圖3-4）

【手法】被推拿者坐位。術者站在其側面，用拇指推法從其鼻尖素膠穴開始，經鼻向上沿頭部正中線經印堂、神庭、百會、強間一直推到啞門穴為止，反覆操作5～6遍。

【主治】前額脹痛、神經性頭痛、目赤腫痛、血虛頭痛。

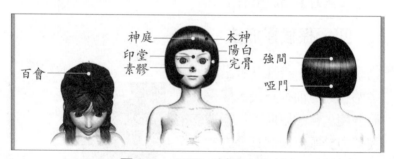

圖3-4 正頂、偏頂穴位

六、推偏頂法（圖3-4）

【手法】被推拿者坐位。術者以拇指羅紋面著力於其頭部陽白穴處，自下而上經本神穴沿頭部外側線至完骨穴為止，反覆操作5～6遍。

【主治】偏頭痛、耳聾、耳鳴、各種鼻疾。

七、醒腦明目法

【手法】被推拿者坐位或仰臥位。術者以拇指端或羅紋面著力於其攢竹穴處，先局部由內向外上方短推數次，然後自攢竹穴沿眉弓向外推至太陽穴處，反覆數次，操作時間 2～3 分鐘。

【要領】用力要均勻協調，速度宜緩慢。推抹方向為由內向外，不可由外向內。術後被推拿者視力倍增、頭腦清爽。

【主治】眼紅流淚、怕熱羞明以及前額痛、眉棱骨痛、偏頭痛。

八、鳴天鼓法（圖3-5）

【手法】被推拿者坐位。術者站在其對面，以兩手手掌同時按壓其兩耳孔，其他手指放在其頭後枕部，同時輕叩其枕後半分鐘左右。

【要領】雙手掌按壓耳孔應將耳孔全部蓋住。推拿時被推拿者耳中咚咚作響，術後被推拿者聽覺靈敏、頭腦清爽。

【主治】耳鳴、耳聾。

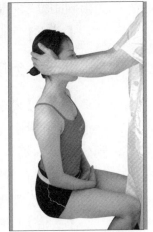

圖 3-5　鳴天鼓法

九、雨打芭蕉法

【手法】被推拿者坐位。術者站在其前方，雙手十指分開、微屈曲成爪狀，雙手以指尖部交替叩擊其頭部，反覆操作 1 分鐘。

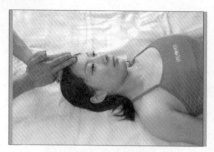

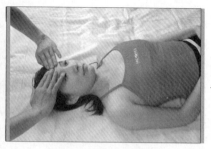

圖 3-6　三指開天法　　　　　圖 3-7　分陰陽法

【主治】頭痛、失眠、多夢、記憶力不好、頭暈、心慌。

十、三指開天法（圖3-6）

【手法】被推拿者仰臥位。術者站在或跪坐在其頭前，兩手的手掌緊貼，無名指、小指相握，拇指、食指、中指緊貼，以兩手的中指尺側上下叩擊其頭頂部，由中間向兩側叩擊半分鐘左右，叩擊時常可以聽到清脆的響聲。

【主治】頭痛、頭暈、失眠、多夢、記憶力不好。

十一、分陰陽法（圖3-7）

【手法】被推拿者坐位或仰臥位。術者以雙手食指、中指和無名指羅紋面於其前額正中同時著力分別向左右兩側分推至太陽穴處。推左為陽，推右為陰。操作時間約2～3分鐘。在分陰陽手法中，亦可用雙手掌大魚際或拇指橈側緣進行分推。

【主治】高血壓、中風後遺症、面神經麻痹、頭痛、失眠、多夢。

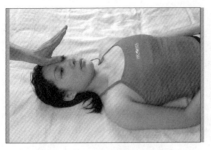

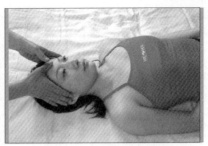

圖 3-8　鯉魚擺尾法　　　　圖 3-9　開天門法

十二、鯉魚擺尾法（圖3-8）

【手法】被推拿者坐位或仰臥位，頭略側偏。術者一手以大魚際著力於前額部，做柔和的大魚際揉動，時間約2分鐘。

【主治】失眠、眩暈、偏頭痛、血管神經性頭痛、額竇炎、風寒感冒頭痛。

十三、開天門法（圖3-9）

【手法】被推拿者仰臥位。術者坐在其頭前，以雙手拇指指腹交替用抹法從其印堂穴向上直抹到神庭穴，反覆抹半分鐘左右。

【主治】頭痛、頭暈、失眠、記憶力減退、感冒。

十四、畫龍點睛法

【手法】被推拿者仰臥位。術者站在或坐在其頭前或身旁，以一手的中指指腹置於兩眉間的印堂穴處，另一手的中指指腹搭於該中指的指被上，揉動 1 分鐘左右。

【主治】記憶力不好、頭暈、頭痛、失眠、多夢。

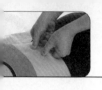

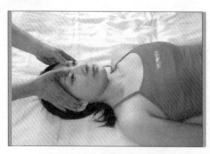

圖3-10　分抹雙柳法

十五、分抹雙柳法

（圖3-10）

【手法】被推拿者仰臥位。術者坐在其頭前方，用雙手拇指指腹從其兩側攢竹穴開始推抹，沿眉弓從內向外至兩側絲竹空穴為止，反覆操作 3～5 遍。

【主治】頭痛、頭暈、失眠、多夢、記憶力減退、腦萎縮、斜視、假性近視。

十六、抹面法

【手法】被推拿者仰臥位。術者坐於其頭端，以雙手拇指羅紋面分別放在鼻部兩側的迎香穴處，沿上頜下緣經顴髎、下關至耳門穴止，反覆抹1～3分鐘。

【主治】風寒感冒、面神經麻痹、面肌抽搐、三叉神經痛。

十七、雙運太陽法

【手法】被推拿者仰臥位。術者坐在其頭前方，以兩手拇指指腹分別放在其頭部兩側的太陽穴處，然後輕而和緩地繞而旋轉呈圓形運動，反覆操作 1 分鐘左右，再以雙手拇指吸定於太陽穴對點輕提。

【主治】頭痛、頭暈、失眠、多夢、記憶力減退、腦萎縮、目赤腫痛、目翳、額竇炎、感冒、假性近視、斜視、上瞼下垂。

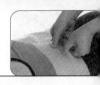

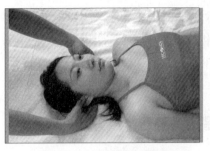

圖 3-11　雙龍點宮法

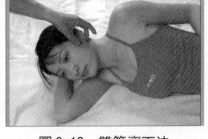

圖 3-12　雙管齊下法

十八、雙龍點宮法

（圖3-11）

【手法】被推拿者仰臥位或側臥位。術者坐在其頭前，以雙手拇指指端分別置於雙耳前的聽宮穴處，同時用力點按 1～2 鐘，然後輕揉聽宮穴半分鐘。

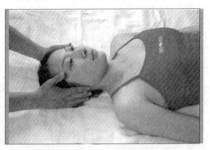

圖 3-13　夾搓耳根法

【主治】耳鳴、耳聾、牙痛。

十九、雙管齊下法（圖3-12）

【手法】被推拿者仰臥位或側臥位。術者以兩中指置耳後翳風穴處，拇指置耳前下關穴處，兩指同時著力按揉 2～3 分鐘。

【主治】下頜關節功能紊亂、面神經炎所致的口眼喎斜。

二十、夾搓耳根法（圖3-13）

【手法】被推拿者仰臥位。術者坐在其頭前，用兩手

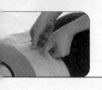

的食指和中指分別夾搓其兩耳的耳根部半分鐘左右。然後，術者再用兩手的食指和中指分別夾捏住被推拿者兩耳的耳根部，同時向上提拉 3 次。

【主治】耳鳴、耳聾。

二十一、雙揪鈴鐺法（圖3-14）

【手法】被推拿者仰臥位。術者站在其頭前，以兩手拇指指腹與食指中節橈側相對，分別揉捏兩耳部，從耳尖部到耳垂部依次揉捏，反覆揉捏 3 遍。最後以拇指指腹與食指指腹相對用力捏住其兩耳耳垂向被推拿者足部方向揪耳垂3～5次。

【主治】口、眼、鼻疾患以及神經衰弱、三叉神經痛、面癱、面肌痙攣。

【注意】揪耳垂的方向不能錯。力度以被推拿者能夠忍受為度。

二十二、食指搗耳法

【手法】被推拿者仰臥位。術者站在或坐在其頭前，以雙手中指指端插入耳孔，然後上下搗動半分鐘左右。

【主治】耳鳴、耳聾。

二十三、五指拿頭法

【手法】被推拿者坐位。術者站在其側後方或後方，一手扶住前額部，另一手五指分開，用五指的末節羅紋面著力於其頭部上方前部，其中中指放在督脈上，食指、無名指分別放在兩側足太陽膀胱經上（頭部正中線旁開1.5

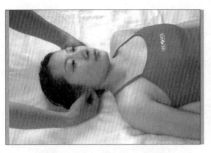

圖 3-14　雙揪鈴鐺法　　　圖 3-15　滑抹兩頰法

寸），拇指、小指分放在兩側足少陽膽經上（頭部正中線
旁開 3 寸）。然後術者五指逐漸內收，將被推拿者頭皮微
微抓起，隨即鬆開，並緩緩向後移動，當移到後頭部時，
食指、中指、無名指、小指逐漸併攏，改為三指拿法止於
風池穴，反覆操作3～5遍。

　　【主治】頭痛、頭暈、目眩、失眠。

二十四、捏雙柳法

　　【手法】被推拿者仰臥位。術者站在或坐在其頭前，
拇指指腹和中指指腹相對從眉頭開始捏雙眉，自內向外依
次操作，到眉梢處為止，反覆操作3～5遍。

　　【主治】頭痛、頭暈、失眠、記憶力不好、上瞼下
垂、假性近視、斜視。

二十五、滑抹兩頰法（圖3-15）

　　【手法】被推拿者仰臥位。術者站在或坐在其頭前，
以兩手的食指、中指、無名指、小指的掌面分別置於下頜
的兩側，然後同時向面頰部做弧形滑抹，按照食指、中

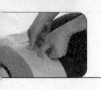

指、無名指、小指的先後次序進行滑抹，反覆操作1分鐘左右。

【主治】面神經麻痺和偏癱所致的口眼喎斜。

第二節　頸項部

一、四指歸提法（圖3-16）

【手法】被推拿者坐位。術者站在其身後，以拇指羅紋面放在其耳後的風池穴，中指羅紋面放在太陽穴以虎口對準同側耳垂，然後四指同時用力，向內擠壓而向上提，持續著力。

【主治】感冒頭痛、頭暈、目眩、耳鳴、耳聾、失眠、記憶力不好、偏頭痛、頸項強痛、頸椎病、落枕、頸背痛、眼病、鼻病。

二、掌托下頜法

【手法】被推拿者仰臥位。術者站在或坐在其頭前，雙手掌互相重疊，以掌面托住被推拿者的下頜部，做向頭頂方向的緩慢牽引，間斷牽引半分鐘左右。

【主治】落枕、頸椎病。

三、合掌刁頸法（圖3-17）

【手法】被推拿者坐位，頭略前傾。術者站在其對面，雙手五指互相交叉相扣置於其頸後部，用力合掌以雙手掌面夾捏合擠其頸部肌肉，一夾一鬆，反覆操作3～5分鐘。

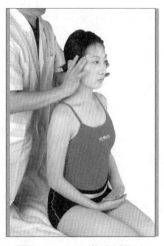

圖 3-16　四指歸提法

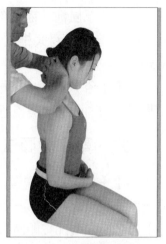

圖 3-17　合掌刁頸法

【主治】頸椎病、落枕、頸部扭搓傷、頸背痛、頸肌勞損、感冒。

四、指按雙窩法（圖3-18）

【手法】被推拿者坐位或仰臥位，頭微傾向對側。術者以拇指於鎖骨上窩處按壓 1～2 分鐘。

【主治】上肢麻木疼痛、頸椎病、肩周炎、頭痛、腦血栓後遺症。

五、分頸陰陽法

【手法】被推拿者俯臥位。術者站在或坐在其頭前，以雙手拇指指腹並

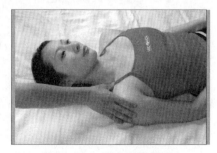

圖 3-18　指按雙窩法

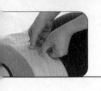

置於其枕部風池穴處,然後向兩側分推到側頸部,從上到下依次進行,到大椎穴的高度為止,自上到下反覆操作3～5遍。

【主治】落枕、頸椎病、頸肌勞損、頸部扭挫傷、頸背痛、頸項強痛、傷風感冒。

六、牽引旋頸法 (圖3-19)

【手法】被推拿者俯臥位。術者站在或坐在其頭前,一手扶住下頜部,另一手扶其頭頂,雙手協調做相反方向用力,使頸項部按順時針或逆時針方向轉動。

【主治】落枕、頸椎病、頸部扭挫傷。

七、側屈扳頸法

【手法】被推拿者俯臥位。術者站在其頭前或身旁,一手扶住其肩部,另一手按住其該側的頭部,然後按頭的手向對側用力緩緩的扳動3～5次,做完一側後再做另一側。

【主治】落枕、頸椎病、頸背痛、頸項強痛、頸項活動不利。

【注意】骨質疏鬆患者慎用本法。

第三節　胸腹部

一、晨籠解罩法 (圖3-20)

【手法】被推拿者仰臥位。術者站在其身旁或頭前,以兩手拇指指腹分別放在其胸骨柄兩側的俞府穴處,其餘

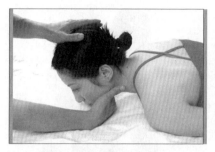

圖 3-19　牽引旋頸法

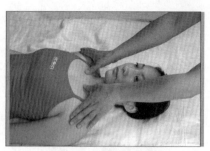

圖 3-20　晨籠解罩法

四指扶在胸部兩側，然後兩手拇指沿肋間隙由內向外分推至兩側腋中線為止。其次序由上而下，分推各肋間隙到乳根穴平高處為止，反覆分推3～5遍。

【主治】胸悶、氣喘、胸痛、善太息（即長出氣）、噯氣（即打飽嗝）。

二、雙龍點胸法

【手法】被推拿者仰臥位。術者站在或坐在其身旁，以兩手拇指指腹交替按壓其胸骨，從胸骨柄開始自上到下依次按壓，到胸骨和劍突的聯合處為止，反覆操作3～5遍。

【主治】胸悶、咳喘、心慌、呃逆、噁心、嘔吐、胸背疼痛。

三、梳脇開胸順氣法

【手法】被推拿者仰臥位。術者站在其身旁或頭前，雙手食指、中指、無名指、小指略分開，形似梳狀，從胸部正中沿肋骨向兩側分梳到腋中線為止，自上到下依次進行，反覆操作3～5遍。

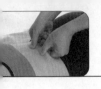

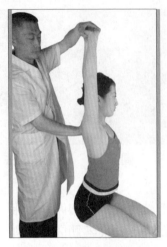

圖 3-21　懸崖勒馬法

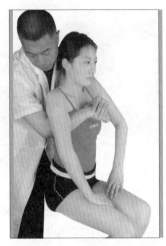

圖 3-22　臂鎖胸脅法

【主治】胸脅鬱悶、肋間神經痛、兩脅脹痛。

四、懸崖勒馬法（圖3-21）

【手法】被推拿者坐位，雙手十指交叉鎖緊並翻掌上舉。術者站在其身後，一手向後牽拉其交叉鎖緊並翻掌上舉的雙手，另一手置於項背部正中向前推按，雙手反覆操作 3～5 次。

【主治】胸悶、脅脹、肩部活動不利、肩背酸痛。

五、臂鎖胸脅法（圖3-22）

【手法】被推拿者坐位。術者站在其身後，雙臂分別從其兩腋下插過，在其胸前交叉後一手握腕鎖緊，然後讓其深呼吸。在其深呼氣時，雙臂隨之用力鎖緊，當其吸氣開始時突然將鎖緊的手臂鬆開，此時被推拿者常常發出頓

吸之聲，反覆操作3～5次，以被推拿者感到疼痛立止、呼吸暢順為宜。

【主治】胸脇鬱悶、肋間神經痛、兩脇脹痛、胸脇迸傷。

【注意】心臟病、哮喘病者慎用。

六、雙掌分胸法

【手法】被推拿者仰臥位。術者坐在其身旁，以雙手掌著力於兩側胸脇部，從胸骨正中開始

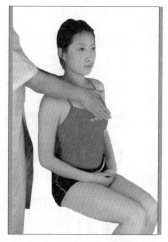

圖3-23　順氣法

自上而下按順序分推到兩側腋中線，反覆操作2～3分鐘。

【主治】胸悶、胸痛、胸脇脹滿、咳嗽、胸脇迸傷。

【注意】本法僅適用於男性。

七、順氣法（圖3-23）

【手法】被推拿者坐位。術者站在其側面，以一手掌心置於其胸前璇璣穴處，另一手掌心橫置於背部大椎穴處，自上而下沿胸、背正中線分別直摩到胸前中庭穴及背部下方的至陽穴處，反覆操作3～5分鐘。

【主治】胸中憋悶、呃逆、頭昏目眩。

八、分腹陰陽法

【手法】被推拿者仰臥位。術者站在其身旁，以雙手拇指羅紋面並列放在其劍突下，然後沿季肋下緣從內向外

下方分摩，到腋中線為止，反覆分摩1分鐘左右。其他手指扶在兩側以幫助用力。

【主治】胸悶不爽、脅肋脹痛、腹脹、食慾不振、噁心、嘔吐、便秘、腹瀉、胃痛、胃下垂。

九、溫運脾胃法

【手法】被推拿者仰臥位。術者坐在其身旁，以其腹部中脘穴為圓心，用掌摩法在上腹部旋轉摩動30次，以被推拿者自覺腹內溫熱為宜。

【主治】腹部隱痛、時作時止、痛時喜按喜溫、胃下垂、呃逆、大便清薄、精神疲憊、怕冷、腹脹、腹中虛冷、食積、嘔吐、消化不良、食慾不振、脫肛。

十、團摩臍部法

【手法】被推拿者仰臥位。術者坐在其身旁，以一手的手掌掌心置於其臍部神闕穴處，以臍為中心進行順時針和逆時針旋轉團摩各1分鐘。

【主治】腹脹、腹瀉、腹中虛冷、食積、嘔吐、消化不良、食慾不振、脫肛、便秘。

十一、碟轉法

【手法】被推拿者仰臥位。術者站在其身旁，一手掌平放在其脘腹部，然後做緩慢柔和的順時針方向的旋轉按壓。著力點按照小魚際、掌根、大魚際、四指指端的次序，反覆旋轉按壓6～8遍，如碟子在臺面上盤轉之狀。

【主治】脘腹脹滿、疼痛、胃下垂。

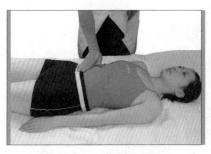

圖 3-24　指斜摩腹法

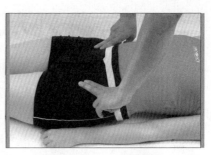

圖 3-25　小消氣法

十二、指斜摩腹部法（圖3-24）

【手法】被推拿者仰臥位。術者站在其身旁，以一手四指的掌側並置於一側腹哀穴，自上向對側下方斜摩，至歸來穴為止，反覆操作 6～8 次，做完一側再做另一側。

【主治】腹脹、消化不良、食慾不振、胸脇脹痛。

十三、掌斜摩腹部法

【手法】被推拿者仰臥位。術者站在其身旁，以一手的掌面置於一側腹哀穴，自上向對側下方斜摩，至歸來穴為止，反覆操作 6～8 次，做完一側再做另一側。

【主治】腹脹、消化不良、食慾不振。

十四、小消氣法（圖3-25）

【手法】被推拿者仰臥位。術者站在其身旁，以兩手併攏的食、中指分別置於腹部兩側的維道穴處，沿腹股溝內緣一直推到氣衝穴為止，反覆操作 5～6 次。

【主治】小腹脹痛、疝氣痛、老年大小便困難。

十五、大消氣法（圖3-26）

【手法】被推拿者仰臥位。術者站在其身旁，以一手四指沿髂骨內緣推到氣衝穴為止，反覆操作5～6次，再以拇指點按歸來、氣衝穴各1分鐘左右。

【主治】小腹脹痛、疝氣痛、老年大小便困難。

十六、消食除積法

【手法】被推拿者仰臥位。術者站或坐在其身旁，以一手的掌根部置於其上腹部的鳩尾穴處，手指朝向其足部方向並微微上翹不和腹部皮膚相接觸，然後沿其腹部正中線，從上到下一直平推至臍下關元穴處為止，反覆平推3～5次。

【主治】腹脹、食慾不振、消化不良、腹瀉、食積、便秘。

十七、一指禪推三脘法

【手法】被推拿者仰臥位。術者站或坐在其身旁，以一手拇指端置於上腹部的上脘穴處，以一指禪推法從上脘經中脘至下脘穴止，反覆操作5～6分鐘。

【主治】胃脘痛、上腹部脹滿、食少納呆等脾胃虛弱之證。

十八、雙脇臥滾龍法（圖3-27）

【手法】被推拿者仰臥位。術者站在其身旁，以滾法於被推拿者脇肋下緣同時或交替操作，反覆操作3～5分鐘。

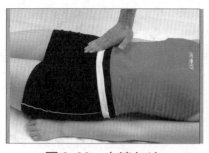

圖 3-26　大消氣法

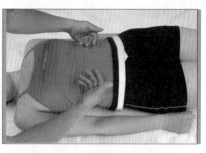

圖 3-27　雙脇臥滾龍法

【主治】胸脇滿悶、脘腹脹痛、心中煩悶、心悸、脇脹、呃逆。

十九、疊掌運顫法

【手法】被推拿者仰臥位。術者站在其右側，雙掌交叉重疊置於腹部，運用內勁使雙掌運而顫之，可連續操作 5～6 分鐘。

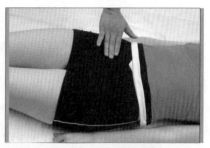

圖 3-28　溫腎暖宮法

【主治】消化不良、腹脹腹痛、便秘、輕度腸梗阻、腸扭轉、腸套疊、腸黏連。

二十、溫腎暖宮法（圖3-28）

【手法】被推拿者仰臥位。術者站在其身旁，以一手食指、中指和無名指掌側並置於小腹部左或右側的歸來、氣衝穴處，橫向摩至對側的歸來、氣衝穴處止，反覆操作 5～6 分鐘。

【主治】月經不調、痛經、停經、陽痿、早洩、遺精、

腰骶部疼痛、下肢癱瘓。

二十一、溫腎消氣法

【手法】被推拿者仰臥位。術者站在其身旁，以一手掌面置於其下腹部左或右側髂骨內緣的五樞、府舍穴處，經水道、氣海、關元摩至對側的五樞、府舍穴處止，反覆橫摩5～6分鐘。

【主治】小腹脹痛、疝氣痛、老年小便困難、陽痿、遺精、早洩、月經不調、痛經、停經。

二十二、溫腎運脾法

【手法】被推拿者仰臥位。術者站在其身旁，以一手或兩手掌面，先於臍部輕摩1～3分鐘，然後以臍為中心，環形摩動，範圍逐漸擴大，直至摩遍全腹，操作時間約5～6分鐘。

【主治】腹脹、腹痛、頭昏、頭痛、脅肋脹痛、便秘、腹瀉、月經不調、陽痿、遺精、早洩。

二十三、旋揉神闕法

【手法】被推拿者仰臥位。術者站在其身旁，以單手掌心著力於神闕穴，旋而揉之，持續操作3～5分鐘。

【主治】食積、臍周腹痛、腹冷痛、腹脹、腹瀉。

二十四、推脾運胃法（圖3-29）

【手法】被推拿者仰臥位。術者站在其右側，以左手掌指部從上腹部鳩尾穴開始，經巨闕、幽門到期門推而運

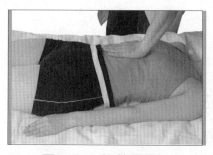

圖 3-29　推脾運胃法

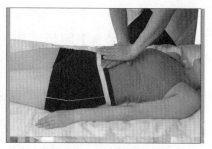

圖 3-30　推運胃脘法

之，稱為推脾。然後交至右手，右手掌指則循胃脘呈鉤形運而抹之，稱為運胃。

【主治】消化不良，脘腹脹滿疼痛，胃腸神經官能症，胃痙攣。

二十五、推運胃脘法（圖3-30）

【手法】被推拿者仰臥位。術者站在其身旁，雙手交叉重疊，以小魚際及掌根部著力於劍突下，循胃之鉤形推而運之，反覆操作 3～5 分鐘。

【主治】消化不良、胃脘痛、頭脹痛、胸脇脹痛。

二十六、金雞啄食法
（圖3-31）

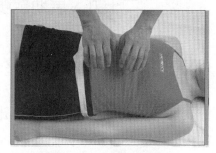

【手法】被推拿者仰臥位。術者站在其身旁，手指自然彎曲、分開，用單手或雙手的五指指端叩擊腹部，按照從上到下、先內後外的順序依次進行，反覆

圖 3-31　金雞啄食法

操作 3 遍。

【主治】脘腹脹痛、食慾不振、消化不良、大便秘結、噯氣吞酸。

二十七、滾繡球法（圖 3-32）

【手法】被推拿者仰臥位。術者站在其身旁，以雙手掌放在腹部正中，拇指自然伸開，餘指併攏略屈曲呈半圓形，以小魚際及掌根部著力，順時針或逆時針旋轉推揉，範圍可逐漸擴大，形如滾球之狀，連續操作 2～3 分鐘。

【主治】脘腹脹滿、胃腸功能紊亂、腹瀉、便秘。

二十八、臍部擠推法

【手法】被推拿者仰臥位。術者站在其身旁，以兩手拇指掌側分置於其臍上兩側的滑肉門穴處，餘四指分置於腹部兩側，自上而下，自外向內進行擠推。被擠推的臍周肌肉以有酸脹溫熱感為宜，操作時間約 3～5 分鐘。

【主治】腹脹腹痛、便秘、臍周痛、腹部術後腸黏連、輕度痲痹性腸梗阻。

二十九、展肋旋腰法（圖3-33）

【手法】被推拿者仰臥位。術者站在其身旁，一手向下按其一側髂前上棘，另一手同時向相反方向用力拉拽其肩部，反覆操作 3～5 次，做完一側再做另一側。

【主治】胸悶、背部板滯酸痛、胸椎小關節錯位、強直性脊柱炎尚未骨性強化者、胸部壓榨感。

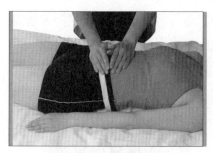

圖 3-32　撓繡球法

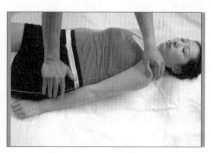

圖 3-33　展肋旋腰法

三十、雙抹擊掌法

【手法】被推拿者仰臥位。術者站在或坐在其身旁，以雙手掌面從其背側向腹側抹雙肋、雙腹，在其胸前或腹前快速擊掌，常可以聽到清脆的響聲，從上向下依次操作，反覆操作3～5遍。

【主治】胸悶、脇脹、腹脹、消化不良、食慾不振。

第四節　背腰部

一、分背陰陽法

（圖3-34）

【手法】被推拿者俯臥位。術者站在其身旁，以兩手拇指指腹分別放在其脊柱兩側大杼穴處，其他四指分放在其兩側以幫助用力，然後兩拇指自內向外下

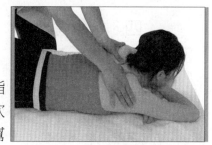

圖 3-34　分背陰陽法

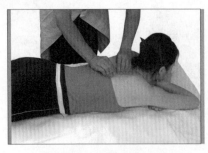

方沿背部肋間隙分推到腋中線為止，由上而下，分推到胃俞穴平高處為止，反覆操作3～5遍。

【主治】感冒、頸椎病、背肌勞損、肋間神經痛。

圖3-35　提拿夾脊法

二、提拿夾脊法
（圖3-35）

【手法】被推拿者俯臥位。術者站在其身旁，以雙手拇指及掌根部與其他四指對擠之力，將背腰部夾脊提而拿之，自上而下，邊移邊提，反覆操作3～5分鐘。

【主治】腰背酸痛，強直性脊柱炎、各臟腑所屬諸證。

三、肩背部雙手合十擊法

【手法】被推拿者坐位。術者站在其身旁，雙掌掌心相合，手腕部放鬆，以雙手掌指尺側部反覆擊打其肩背部3～5分鐘。

【主治】頸椎病、落枕、頸部扭挫傷、背肌勞損、慢性支氣管炎。

四、梳摩背肋法

【手法】被推拿者俯臥位。術者站在其身旁，兩手的食指、中指、無名指和小指屈曲，以指間關節突起部分別置於脊柱兩側，自風門穴平高處沿背部肋間隙自內向外下方梳摩至腋後線為止，由上而下，依次梳摩，至膈俞穴平高處止，反覆操作3～5分鐘。

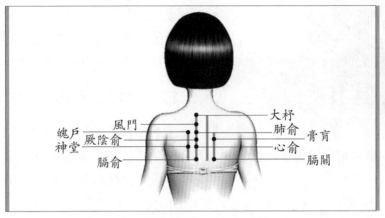

圖 3-36　拇指雙揉一線、二線穴位

【主治】胸悶、胸痛、心慌、氣短，胸脇脹痛、肋間神經痛。

五、拇指雙揉一線法（圖3-36）

【手法】被推拿者坐位。術者站在其身旁，以雙手拇指指端或指腹，分置於背部兩側膀胱經第一側線的大杼穴處，用拇指揉法由上而下，經風門、肺俞、厥陰俞、心俞揉至膈俞穴止，反覆操作 3～5 分鐘。

【主治】頸椎病、背肌勞損、心慌、氣短、咳嗽、氣喘、潮熱、盜汗、脘腹疼痛。

六、拇指雙揉二線法（圖 3-36）

【手法】被推拿者坐位。術者站在其身旁，以雙拇指端分置於脊柱兩側膀胱經脈第二側線，由上而下，經魄戶、膏肓揉至神堂、膈關穴處，反覆操作3～5分鐘。

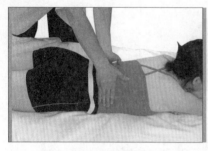

圖 3-37　抹背擊掌法

【主治】肩背拘急、頸項疼痛、骨蒸潮熱、盜汗、咳嗽、吐血、飲食不下、嘔吐、噯氣。

七、雙龍點脊法

【手法】被推拿者俯臥位。術者站在其身旁，以兩手拇指指腹同時按壓脊柱兩旁的足太陽膀胱經第一側線，從大抒穴開始由上到下依次進行，一直到大腸俞穴處為止，反覆操作 3 遍。

【主治】頸項強痛、腰背酸痛、頭痛、頭暈、失眠、多夢、強直性脊柱炎、各臟腑諸證。

八、抹背擊掌法（圖3-37）

【手法】被推拿者俯臥位。術者站在或坐在其身旁，以雙手掌面從其兩肋部、兩側腹部向背腰部抹動，在其背上方或腰上方快速擊掌，常可以聽到清脆的響聲，從上向下依次操作，反覆操作 3～5 遍。

【主治】頭昏、頭痛、胸悶、脇脹、腹脹、倦怠、氣短懶言、陽痿、遺精、早洩、性冷淡、帶下、月經不調、痛經、盆腔炎、腰背酸痛、腰扭傷、腰椎間突出症。

九、吉慶有餘法（圖3-38）

【手法】被推拿者坐位，肩臂放鬆並自然下垂。術者站在其身後，用拳叩法有節奏地交替叩擊其肩背部，從上到下依次進行，反覆叩擊 3～5 遍。

【主治】風濕酸痛、肌肉緊張痙攣、肌肉疲勞。

十、緩衝叩肩背法

【手法】被推拿者坐位。術者站在其身後，兩手指自然屈曲，以掌背部或小指、無名指背及第五掌指關節背側擊打肩背部，反覆操作 3～5 分鐘。

【主治】背肌勞損、頸椎病。

【注意】心臟病者慎用。

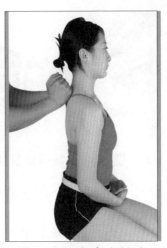

圖 3-38　吉慶有餘法

十一、雙手劈叩法

【手法】被推拿者坐位。術者以雙手掌尺側部交替擊打兩肩部和背部，反覆操作 3～5 分鐘。

【主治】頸椎病、背肌勞損、落枕。

【注意】心臟病者慎用。

十二、雙㨰肩背法（圖3-39）

【手法】被推拿者俯臥位。術者站在其頭前或身旁，雙手略屈曲，用掌背側及小魚際著力於其肩背部，從上到下往返㨰動3分鐘左右。

【主治】肩背酸痛、風寒感冒、咳嗽。

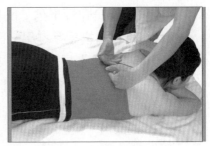

圖 3-39　雙㨰肩背法

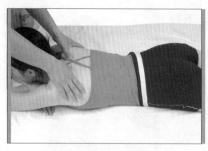

圖 3-40　雙龍推背法

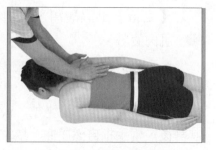

圖 3-41　掌推雙翅法

十三、雙龍推背法（圖3-40）

【手法】被推拿者俯臥位。術者站在其身旁，以雙手拇指指腹對置於脊柱兩側大抒穴平高處，自上而下沿脊柱兩側推至胃俞穴平高處止，反覆操作 5～6 遍。

【主治】項背拘急酸痛、胸脇脹悶、頭昏頭痛、失眠、各臟腑諸證。

十四、掌推雙翅法（圖 3-41）

【手法】被推拿者俯臥位。術者站在其頭前，用一手稍微抬起其一側肩部，使該側肩胛骨內緣出現凹陷，另一手以掌根部沿該側肩胛骨內緣從上到下平推，從肩胛骨內上角推到肩胛骨下角，反覆操作3～5遍。掌推完一側肩胛骨內緣，再換手掌推另一側肩胛骨內緣。

【主治】肩胛背痛、咳嗽氣喘、胸部滿悶、心慌、氣短、四肢乏力、胃下垂、感冒。

十五、總收法

【手法】被推拿者坐位。術者站在其身後，以雙手手

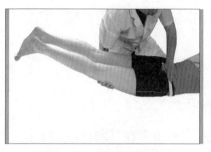

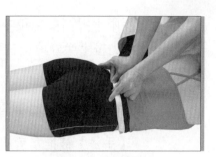

圖 4-42 攏腿運腰法　　　　圖 4-43 封腰法

掌自雙側頸根部開始從內向外經雙側肩井穴、肩峰推摩到
雙側肩胛下角，反覆推摩 5～6 遍。然後，再以雙手手掌的
掌側從兩側頸根部，自內向外經雙側肩井、肩峰、肘到雙
側腕部，反覆操作 3～5 遍。

【主治】肩周炎、頸背痛、胸悶、噁心、嘔吐、呃逆、
煩躁、心慌、感冒。

十六、攏腿運腰法（圖3-42）

【手法】被推拿者俯臥位。術者站在其身旁，以一手
手掌按在腰部脊柱正中，另一手從其大腿下1/3處穿於對
側，將雙腿攏鎖，然後施以搖轉，使雙腿同時旋轉（內旋
及外旋）而腰部隨之搖運。當腰部充分搖運後，攏緊雙
腿，拔伸上提，同時以扶腰手向下按腰。

【主治】慢性腰腿痛、腰背肌勞損、腰扭傷、腰椎間
盤突出症。

十七、封腰法（圖3-43）

【手法】被推拿者俯臥位，腰部放鬆。術者站在其身

旁，用兩手拇指指端和中指指端分別放在兩側腰三角處，緩緩用力按壓半分鐘左右。

【主治】急慢性腰痛、腰部活動不利。

十八、理腰三擊掌法

【手法】被推拿者俯臥位。術者在其腰部以擦、揉、按、點等手法施術後，以一手掌根部置於第四、五腰椎處，做連續的快速推揉，並突然中止，揚掌連續進行 3 次擊拍，「叭叭」有聲，然後再揉再擊，可反覆進行3～5遍。

【要領】擊打部位不可偏上，應在第四、五腰椎部位。

【主治】腰肌勞損、腰椎間盤突出症、腰骶部酸痛、腰扭傷、腰部纖維織炎。

十九、蹬腰牽踝法（圖3-44）

【手法】被推拿者側臥位。術者站在其身旁，一手握其上側下肢踝關節，一手握其上側上肢腕關節，一足抵於其腰部貼實蹬穩，使其腰部充分放鬆，然後手足密切配合對抗用力蹬而牽之，反覆操作 3 次。再讓被推拿者俯臥位，術者以雙掌於腰部按揉 1 分鐘左右。

【主治】腰扭傷、腰腿疼痛、腰椎小關節紊亂、腰椎間盤突出症、骶髂關節韌帶炎。

【注意】腰椎強直及老年人禁用。

二十、雙掌分腰法（圖 3-45）

【手法】被推拿者俯臥位。術者站在其身旁，以兩手掌根置於腰部脊柱兩側腎俞穴處，餘四指分置於腰際，由

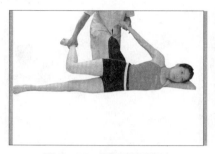

圖 3-44　蹬腰牽踝法

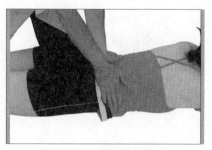

圖 3-45　雙掌分腰法

內向外下方分推至帶脈穴處，反覆操作 3～5 分鐘。

【主治】腰背酸痛、腰椎間盤突出症、腰肌勞損、腎虛腰痛、腰椎骨質增生、倦怠乏力、腹痛腹脹。

二十一、雙龍點腎法

【手法】被推拿者俯臥位。術者站在其身旁，以雙手拇指端分置於其腰部脊柱兩側的腎俞穴處，同時著力對點，且雙拇指端宜向內上方傾斜，持續點壓 1～3 分鐘。

【主治】腰肌勞損、腰椎間盤突出症、腎虛腰痛。

二十二、搓髎點強法

【手法】被推拿者俯臥位。術者站在其身旁，以四指指面或手掌掌面著力搓八髎穴處，當被推拿者自覺局部灼熱、腹部溫暖時，再以拇指指腹或指端點按長強穴處 1 分鐘左右。

【主治】腰骶關節痛、腰部纖維織炎、婦女帶下、男性睪丸炎、腰脊疼痛、大小便難。

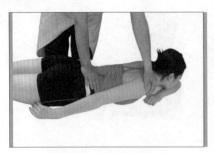

圖 3-46　按腰扳肩法

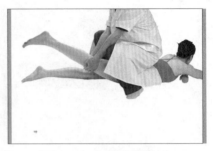

圖 3-47　坐扳肩背法

二十三、按腰扳肩法（圖3-46）

【手法】被推拿者俯臥位。術者站在其身旁，一手手掌按壓其腰部正中，另一手抓住其肩部向上做扳拉，反覆扳拉 3 次，然後再扳拉另一側肩部。

【主治】腰椎間盤突出症，腰椎後關節錯位，急性腰扭傷，腰部板滯活動不利。

二十四、拉扳背腰法

【手法】被推拿者俯臥位。術者坐在其小腿後側，雙手拉住其雙腕部向後上方拉扳，反覆牽拉 3～5 次。

【主治】胸悶、胸椎小關節錯位、背部板滯酸痛、強直性脊柱炎尚未骨性強化者。

二十五、坐扳腰腿法（圖 3-47）

【手法】被推拿者俯臥位。術者坐在其腰部，雙手抱住其一隻大腿，然後向上扳拉，反覆操作 3～5 次，做完一側下肢再做另一側下肢。

【主治】腰椎間盤突出症、腰肌勞損、腰部板滯、後伸不利。

【注意】高血壓、心臟病患者慎用此法。

二十六、坐扳肩背法

【手法】被推拿者俯臥位。術者坐在其腰部，被推拿者雙手交叉抱於腦後，術者雙手拉住其雙肘部向上拉扳，反覆扳拉3次。

【主治】胸悶、胸椎小關節錯位、背部板滯酸痛、強直性脊柱炎尚未骨性強化者。

【注意】不能超出或違背關節的生理功能，更忌強拉硬扳。

二十七、疊掌按腰法

【手法】被推拿者俯臥位。術者站在其身旁，兩掌相疊，置於腰部脊柱正中的腰陽關穴處，有節律地垂直向下按壓3～5分鐘。

【主治】腰以下冷痛、腰椎間盤突出症、腰肌勞損、陽痿、早洩、遺精、月經不調、痛經、停經、盆腔炎、附件炎。

二十八、降龍伏虎法
（圖3-48）

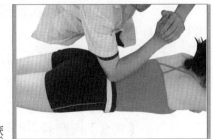

圖3-48　降龍伏虎法

【手法】被推拿者俯臥位。術者站在其身旁，用肘尖部點壓脊柱兩旁的足太陽膀胱經內側

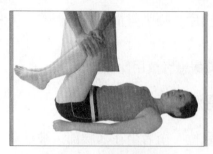

線，從三焦俞穴開始依次向下點壓，至關元俞穴為止，反覆點壓2遍，做完脊柱的一側再做另一側。

【主治】腰椎間盤突出症、強直性脊柱炎、腰肌勞損、腰椎骨質增生。

圖3-49　仰臥運腰法

二十九、仰臥運腰法（圖3-49）

【手法】被推拿者仰臥位，屈膝屈髖。術者站在其身旁，雙手抱握住兩膝部，順時針和逆時針方向環形運轉，使腰部充分活動開。然後以一手臂攏按兩膝部，並將上身的體重壓於兩小腿之上，另一手托骶尾部，使其骶尾部上抬，以盡力使腰脊柱屈曲，反覆操作3次。

【主治】腰椎間盤突出症、急性腰扭傷、慢性腰肌勞損。

三十、金雞獨立法

【手法】被推拿者俯臥位，在胸部和大腿部各墊3～4個枕頭，使腰部騰空。術者雙手扶住預先設計好的橫木上，以控制自身的體重和踩踏時的力量，同時用單足的足尖踩踏被推拿者的腰部並做適當的彈跳動作，反覆數次。

【主治】腰椎間盤突出症。

【注意】踩踏時要配合被推拿者呼吸，在呼氣時踩踏，踩踏速度要均勻而有節奏。心臟病、原發性高血壓、骨質

疏鬆症者禁用此法。

第五節　上肢部

一、分掌法

【手法】被推拿者坐位。術者站在其前外方,以兩手拇指指腹並放在其一手腕部大陵穴處,其他四指扶在其手背兩側以幫助用力。然後兩手拇指指腹沿被推拿者手掌側的大小魚際分推到拇指橈側的少商穴及小指尺側的少澤穴為止,反覆操作 5～6 遍,做完一隻手再做另一隻手。

【主治】心慌、記憶力不好、失眠、多夢、胸脇痛、胃痛。

二、雙手揉球法（圖3-50）

【手法】被推拿者坐位,上肢自然下垂。術者站在其身旁,雙手掌指略屈曲,兩手掌對置於肩關節的前後,做一上一下、一前一後相對旋轉揉動,如球在雙手中揉動 2 分鐘。然後以兩手大魚際對置於其肩窩前後施力擠合 1 分鐘。

【主治】肩周炎、肩部傷筋、頸肩綜合徵。

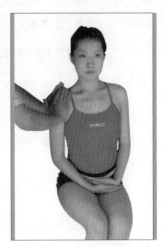

圖 3-50　雙手揉球法

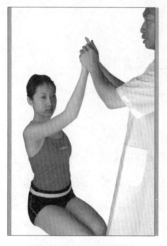

圖 3-51　頓提法

三、頓提法（圖 3-51）

【手法】被推拿者坐位。術者站在其對面，以雙手分別握住其一側上肢的五指，使其掌心面向其面部，然後將上肢上提到內上方依次向外上方、外下方、內下方連續轉動數遍，當肌肉放鬆、轉動靈活時，突然發力把上肢從下向上提拔，反覆操作3次。

【主治】肩周炎、肩部活動不利。

【注意】被推拿者手心應面向其自己，否則會加重損傷。對於心臟病、風濕性關節炎、年老體弱、骨質疏鬆者，要緩慢向上引提，術後也要緩慢放下。孕婦忌用此法。

四、掌揉肩周法

【手法】被推拿者坐位。術者站在其身旁，以一手手掌自患側頸根部開始，經肩井、肩峰揉至肩胛區，反覆操作3分鐘，然後自肩峰揉肩前、肩後並沿三角肌揉至肘部，反覆操作3～5分鐘。

【主治】肩周炎、頸椎病。

五、搭肩理上肢法（圖3-52）

【手法】被推拿者仰臥位。術者站在或坐在其身旁，

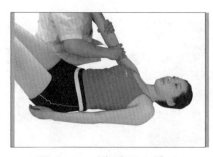

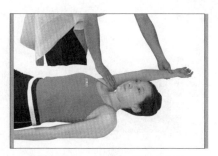

圖 3-52　搭肩理上肢法　　　　圖 3-53　上舉牽拉上肢法

將其一側上肢搭在自己的肩上，然後雙手握住其該側上肢，交替做一鬆一緊自肩部向腕部循序移動，反覆操作半分鐘左右。

【主治】上肢酸痛、麻木、無力、萎縮。

六、上舉牽拉上肢法（圖3-53）

【手法】被推拿者仰臥位。術者站在或坐在其身旁，一手握住其一側上肢的手腕部，將該側上肢上舉至最大活動範圍，然後做相對的拔伸牽引，另一手以掌面按壓其腋窩部，做完其一側上肢再做另一側上肢。

【主治】上肢關節活動不利、上肢肌肉萎縮、風濕性關節炎。

七、上舉扳按肩部法

【手法】被推拿者仰臥位。術者站在或坐在其頭前，一隻手握其腕部，將其上舉180°左右，另一隻手墊在其該肩關節下方，握腕部的手向被推拿者身後扳按 5～6 次，做完一側上肢再做另一側。

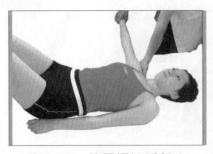

圖 3-54　外展扳按肩部法

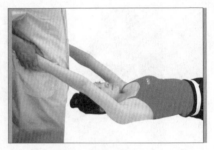

圖 3-55　抱腰牽拉上肢法

【主治】肩關節活動障礙、胸悶、脇脹、噯氣、善太息、腹脹。

八、外展扳按肩部法（圖3-54）

【手法】被推拿者仰臥位。術者站在或坐在其身旁，一手疊在其該肩關節下方，一手握其腕部，將其外展90°，握腕部的手向被推拿者身後扳按5～6次，做完一側上肢再做另一側上肢。

【主治】肩關節活動障礙、胸悶、脇脹、噯氣、善太息、腹脹。

九、抱腰牽拉上肢法（圖3-55）

【手法】被推拿者仰臥位。術者站在或坐在其頭前，讓其雙手上舉抱住術者的腰部，然後，術者腰部向後用力，以腰部牽拉被推拿者上肢，反覆牽拉3～5次。

【主治】上肢關節活動不利、上肢麻木疼痛、肩周炎、頸肩綜合徵、胸悶。

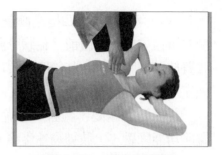

圖 3-57　爪拿雙翅法

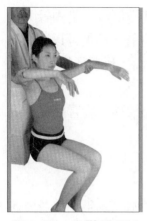

圖 3-56　大鵬展翅法

十、平舉牽拉上肢法

【手法】被推拿者仰臥位。術者站在或坐在其頭前，雙手握住其雙腕，然後同時做向上牽拉 3 次。

【主治】上肢關節活動不利、上肢肌肉萎縮、風濕性關節炎。

十一、大鵬展翅法（圖3-56）

【手法】被推拿者坐位，雙臂自然下垂。術者站在其身旁，雙手分別握扶在其兩上臂的1/3處或肘部，然後同時導引雙臂上舉旋轉搖動，每搖動一圈則雙臂自然在胸前交叉一次，反覆操作5～6次。

【主治】胸悶、胸痛、肩周炎、頸椎病、噯氣、善太息。

十二、爪拿雙翅法（圖3-57）

【手法】被推拿者仰臥位，雙上肢上舉抱頭。術者站或

坐在其身旁，以一手四指掌側置於其兩側胸大肌內緣，沿肋間隙自內向該側腋前呈梳狀摩動1分鐘，然後再以拇指指腹置於該側腋下處，其餘四指置於腋前，反覆揉捏1分鐘。做完一側再做另一側腋前。

【主治】胸悶、胸痛、心慌、心絞痛、肩臂疼痛、肩關節功能障礙、上肢神經性疼痛。

十三、撙肘法

【手法】被推拿者仰臥位。術者站在或坐在其身旁，一手握住其肘關節近端，另一手握住其肘關節遠端，然後同時用力向相反方向旋轉撙動 5～6 次，做完一側上肢再做另一側上肢。

【主治】肘關節疼痛、活動障礙。

十四、按揉陽明三穴法

【手法】被推拿者坐位或仰臥位。術者一手握住其手掌部，另一手以拇指端分別按揉肩髃、曲池與合谷3穴，每穴 1～3 分鐘。

【主治】風濕麻木、頸椎病、肩周炎、大腸病變。

十五、雙龍點翅法

【手法】被推拿者俯臥位。術者站在其頭前或身後，用兩手的拇指指腹同時按壓其兩肩周部的肩髃穴 1 分鐘左右，然後將手指抬起。再同時按壓兩肩周部的臑俞穴 1 分鐘左右。

【主治】肩周炎、肩部傷筋。

十六、肩周拿提法

【手法】被推拿者坐位。術者站在其身後，一足踏在木椅上，屈膝放平大腿，將被推拿側上肢放在其大腿上，以雙手拇指掌側並置於被推拿側肩後部，其他手指置於肩前部，反覆提拿肩部1～3分鐘。再從腋部開始，沿三角肌前、後部及肱二頭肌、肱三頭肌反覆提拿1～3分鐘。

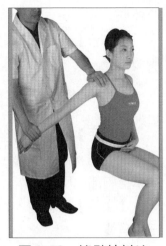

圖3-58　搖臂抻抖法

【主治】肩周炎、肩部傷筋、頸椎病。

十七、搖臂抻抖法（圖3-58）

【手法】被推拿者坐位。術者站在其後側方，一手扶肩，另手握腕，將患臂伸直，旋轉導引腕部，使臂部同時搖轉，逐漸加大活動範圍。然後兩手對抗牽拉、拔伸患臂半分鐘。握腕手則屈肘內收自胸前繞過，並以寸勁導引腕部向下外側抻抖。反覆操作2～3分鐘。

【主治】肩周炎、頸肩綜合徵、肩部扭挫傷、肩峰下滑囊炎。

十八、雙臂扣按法

【手法】被推拿者坐位，雙臂伸直。術者站在其身後，雙手分別握住其上臂下段，導引兩臂旋轉3～5次後，再將其雙臂同時對攏向內，兩手同時叩按肘部，反覆操作3～5

分鐘。

【主治】頸椎病、肩周炎、頸肩綜合徵、半身不遂、胸悶不舒。

十九、揉拿手三陽法

【手法】被推拿者坐位或仰臥位。術者站在其身旁，一手握患側腕部或手部，另手自肩外側循手三陰經脈依次揉拿至腕部，反覆操作 3～5 分鐘。

【主治】頸椎病，肩周炎，半身不遂，大腸、小腸和三焦病變。

二十、揉拿手三陰法

【手法】被推拿者坐位或仰臥位。術者站在其身旁，一手握患側腕部或手部，另手自臂腋下循手三陰經脈依次揉拿至腕部，反覆操作3～5分鐘。

【主治】頸椎病，肩周炎，肺、心和心包疾患

二十一、雙臂對扣法

（圖3-59）

【手法】被推拿者坐位。術者站在其身後，兩手分別握住其兩肘，先以輕力導引、抖動被推拿者雙臂，邊抖動邊內旋，待其放鬆之後，再用巧勁寸勁同時內扣而抖之，連續操作 3 次。

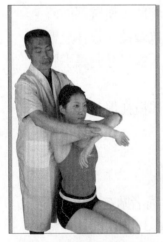

圖3-59　雙臂對扣法

【主治】頸椎病、肩周炎、頸肩綜

合徵、肩背肌勞損、半身不遂。

二十二、推前臂三陽法

【手法】被推拿者坐位或仰臥位，前臂平放在床上或桌上。術者站在其身旁，以兩手拇指對置於肘部，餘指扶定前臂，分別按太陽、少陽和陽明經脈的順序依次由肘部推至腕部，每經推 3～5 遍。

【主治】頸椎病、肩周炎、半身不遂、肱骨外上髁炎、肘攣痛、大腸、小腸和三焦病變。

二十三、推前臂三陰法

【手法】被推拿者坐位或仰臥位，前臂平放在床上或桌上，掌心朝上。術者以兩手拇指對置於肘部，餘指扶定前臂，分別按太陰、厥陰和少陰的順序依次由肘部沿經推至腕部，每經各推 3～5 遍。

【主治】前臂痛、胸悶氣急、咳嗽痰喘、煩躁失眠。

二十四、搓捋雙臂法（圖3-60）

【手法】被推拿者坐位或仰臥位。術者站在其身旁，一手握住其腕部，另一手由肩部到腕部往返搓捋，反覆操作 3～5分鐘。

【主治】頸椎病、頸肩綜合徵、肩周炎、半身不遂、胸悶不舒。

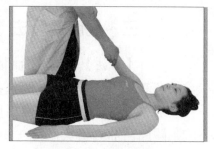

圖 3-60　搓捋雙臂法

第六節　下肢部

一、夾按小腿法

【手法】被推拿者俯臥位。術者站在其足前，兩手十指相互交叉，用掌根相對夾住其小腿後部肌肉做相對擠按，從足踝部向膝部夾按，反覆操作5遍。

【主治】小腿腓腸肌痙攣或萎縮、小腿風濕、跟腱扭傷、腰椎間盤突出症、胸脇脹痛、脘腹脹痛、月經不調、痛經。

二、抱膝團揉法

【手法】被推拿者仰臥位，患側下肢屈曲。術者以兩手掌側分別置於患側下肢的膝關節內外側環而抱之，上下進行團揉，持續操作3～5分鐘。

【主治】增生性膝關節炎、半月板損傷、膝關節內側副韌帶損傷、膝關節外側副韌帶損傷、膝關節創傷性滑膜炎、腰膝冷痛。

三、屈膝運髖法（圖 3-61）

【手法】被推拿者仰臥位、兩下肢屈曲併攏。術者站在其身旁，以一手同時握扶住其兩踝部，使膝關節屈曲，另一手或肘部向被推拿者腹部方向按壓膝關節，使膝、髖關節屈曲到最大限度，然後順時針和逆時針方向各旋轉3～5次。

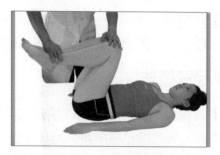

圖 3-61　屈膝運髖法

【要領】旋轉雙髖的幅度以被推拿者能忍受為度。術後被推拿者自覺髖、膝關節活動靈活、輕鬆舒適。

【主治】髖關節扭傷、髖關節脫位、膝關節黏連、腰骶關節扭傷。

【注意】髖關節畸形者慎用。

四、金蛙游水法

【手法】被推拿者仰臥位。術者站在其足前，雙手握住雙足踝部，使雙下肢屈膝屈髖，到極限後使雙膝外旋，兩足相對，再導引雙下肢向下蹬伸。

【主治】髖關節脫位。

五、拿足三陰法

【手法】被推拿者仰臥位。術者站或坐在其身旁，以雙手的食指、中指、無名指和小指掌側並列放在其一側下肢的內側上部，而雙手的拇指則放在相應的大腿外側上部，然後從上而下沿足三陰經的循行路線捏提，到內踝處為止，反覆操作 3～5 遍。

【主治】腰腿痛、半身不遂、風寒濕痹、胸脇脹痛、食慾不振、月經不調、遺精、陽痿、早洩、腹脹。

六、拿足三陽法

【手法】被推拿者仰臥位。術者站或坐在其身旁，以雙手食指、中指、無名指和小指並列放在一側下肢外側的上部，兩手拇指並列放在大腿相應的內側，由上而下循足少陽膽經和足陽明胃經循行路線提拿到足踝部，反覆操作數遍。

【主治】腰椎間盤突出症、梨狀肌損傷綜合徵、半身不遂、風濕痹痛、下肢肌肉萎縮、胸脇脹痛。

七、推運股外側法

【手法】被推拿者仰臥位。術者站在其身旁，以雙手掌根部著力於兩股外側上部，上下反覆推運，推而前行，運而拉回，反覆操作5～6遍。

【主治】下肢麻木、酸痛、沉重。

八、團摩膝部法

【手法】被推拿者仰臥位。術者站或坐在其身旁，以一手掌心放在其一側下肢的膝關節上，做順時針及逆時針方向旋轉團摩各半分鐘左右，做完一側下肢再做另一側下肢。

【主治】風濕性膝關節炎、增生性膝關節炎、髕骨軟化症、半月板損傷、脂肪墊勞損。

九、撥揉脛前肌法（圖3-62）

【手法】被推拿者仰臥位。術者站在其身旁，以一手

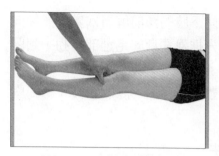

圖 3-62　撥揉脛前肌法

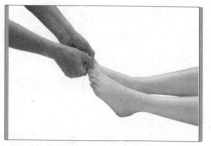

圖 3-63　旱地拔蔥法

的拇指指端橫向撥動脛骨外側脛前肌部位，從陽陵泉穴開始到解谿穴為止，反覆操作 3～5 遍。再以拇指指腹按揉脛前肌部位，從上到下反覆操作 3～5 遍。

【要領】動作要輕巧靈活。可配合指按足三里、上巨虛、下巨虛、豐隆等穴位。

【主治】消化不良、食慾不振、腹脹、腹瀉、小腿疼痛。

十、旱地拔蔥法（圖3-63）

【手法】被推拿者仰臥位。術者站在或坐在其兩足前，以兩手的拇指指腹和食指指腹相對，分別捏住其兩足的足趾端，然後同時做對抗拔伸，從拇趾側開始依次進行，到小趾側為止，反覆操作 3～5 遍。

【主治】足趾麻木疼痛、類風濕性關節炎、頭痛、頭暈、失眠、多夢。

十一、分足陰陽法

【手法】被推拿者仰臥位。術者站或坐在其兩足前，以

雙手拇指指腹並置於其一側下肢的踝前解谿穴處，然後向下分推到赤白肉際處，邊分推邊逐漸向足趾部移動，到趾縫端為止，反覆操作 3～5 遍，做完一足再做另一足。

【主治】肩背酸痛、髖關節疼痛、膝關節炎、胸悶胸痛。

十二、擦足溫腎法

【手法】被推拿者俯臥位。術者站在其身旁，用一手握扶住其足背部，並將其屈膝，用另一手的小魚際部擦該足的湧泉穴，以透熱為度，做完被推拿者的一足再做另一足。

【主治】陽痿、遺精、早洩、腎虛腰痛、耳鳴、耳聾、頭暈、目眩、月經不調、帶下。

十三、溫腎補氣法（圖3-64）

【手法】被推拿者俯臥位，術者站在其身旁，雙手互相搓熱，然後迅速以雙手掌心放在兩側腎俞穴處，做快速振法，持續時間 1 分鐘左右。

【主治】氣短、倦怠無力、陽痿、遺精、早洩、腎虛腰痛、耳鳴、耳聾、頭暈、目眩。

十四、壓腿扳肩法（圖3-65）

【手法】被推拿者仰臥位。術者站或坐在其身旁，使其極度屈膝屈髖，以一側上肢的肩前部和上臂頂壓住其雙小腿，雙手掌握抓其雙肩向上扳拉，反覆操作 3～5 次。

【主治】腰椎間盤突出症、骶髂關節炎、髖關節扭傷。

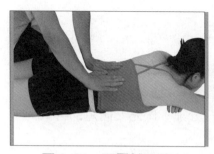

圖3-64 溫腎補氣法

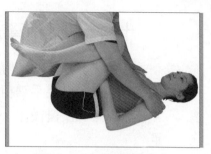

圖3-65 壓腿扳肩法

十五、橫掃千軍法（圖3-66）

【手法】被推拿者俯臥位。術者站在其身旁，五指自然併攏，掌心空虛，掌指關節屈曲，以兩手虛掌交替拍打下肢，從臀部開始至足踝部為止，從上到下反覆拍擊3遍，拍擊完一側下肢再拍擊另一側下肢。

【主治】下肢肌肉疲勞酸痛、下肢皮膚感覺遲鈍或麻木、坐骨神經痛、下肢風濕痹痛。

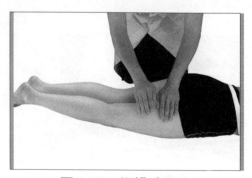

圖3-66 橫掃千軍法

十六、搓足補腎法

【手法】被推拿者俯臥位。術者站在其身旁，雙手十指交叉相扣，雙手手掌相對夾住足跟的兩側，然後同時從下往上搓擦，反覆操作1～3分鐘，做完一側足部再做另一足。

【主治】腎虛足跟痛、足跟部骨質增生、腎虛腰痛、足部風濕、頭痛、失眠。

十七、足下生風法（圖3-67）

【手法】被推拿者俯臥位，兩下肢伸直。術者一手握於一側下肢足踝部以固定，另一手以掌根或大、小魚際部置於足底跟部，向足趾方向推整個足底部，以足底部紅軟溫熱為宜。

【主治】腰腿痛、偏癱、心慌、失眠、記憶力不好、五心煩熱、足跟痛。

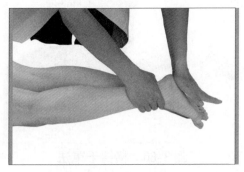

圖3-67　足下生風法

十八、駿馬奔騰法

【手法】被推拿者俯臥位。術者站在其身旁，用拳叩法有節奏地交替叩擊其下肢部，從上到下依次進行，反覆叩擊 3～5 遍。

【主治】下肢肌肉疲勞酸痛、下肢肌肉萎縮、下肢風濕痹痛、坐骨神經痛、半身不遂、腰背疼痛、髖膝關節疼痛。

十九、捏提雙筋法（圖3-68）

【手法】被推拿者俯臥位，兩下肢伸直放鬆。術者站或坐在其足旁，將一手放在一側下肢的踝關節前方將其足部略抬起，另一手以拇指指腹和食指、中指指腹相對，提捏該側下肢的跟腱 1 分鐘左右，做完一側下肢再做另一側下肢。

【主治】跟腱扭傷、跟腱斷裂、腰背痛、腓腸肌痙攣（小腿肚轉筋）、急性嘔吐、腹瀉。

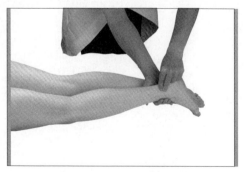

圖 3-68　捏提雙筋法

二十、順藤摸瓜法（圖3-69）

【手法】被推拿者俯臥位。術者站在其身旁，用掌平推法從兩承扶穴處同時向下直推，經兩大腿後側、兩小腿後側至兩足跟部，然後用手掌握捏足跟，反覆操作 5～6 遍。

【主治】下肢肌肉萎縮、坐骨神經痛、半身不遂、腰背疼痛、髖膝關節疼痛。

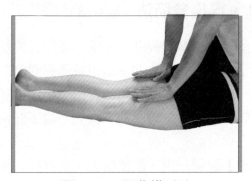

圖 3-69　順藤摸瓜法

下　篇

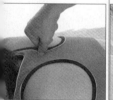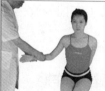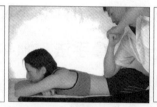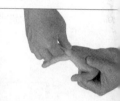

疾病治療篇

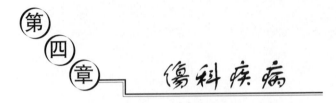

第四章　傷科疾病

第一節　肩關節周圍炎

肩關節周圍炎又叫「五十肩」、「凍結肩」、「漏肩風」等，是指肩關節及其周圍的肌腱、韌帶等軟組織的急、慢性損傷或退行性病變，導致肩部疼痛和功能障礙為主症的一種疾病。本病好發年齡為50歲左右，女性多於男性。

一、推拿手法（圖4-1～圖4-3）

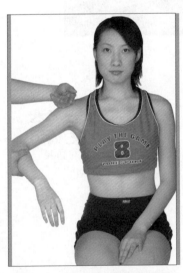

圖4-1　㨰法在肩外側治療

1.急性發作期

（1）用㨰法在肩前、肩後及肩外側治療，以壓痛點和黏連較重的部位為重點治療部位，每次治療時間8分鐘。

（2）拇指點按中府、缺盆、肩髎、肩貞、曲池、臑俞等穴處各1分鐘。

（3）提拿肩部、揉㨰肩部各5分鐘。

（4）搓挼患者雙臂3分鐘。

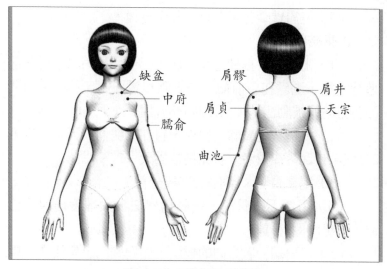

圖4-2　肩周炎穴位圖

2.慢性緩解期

（1）術者一手握住患者上肢，另一手用㨰法在肩背部進行治療，重點在肩前側、肩後側和肩外側，並配合肩關節各方向的被動活動，每次治療時間8分鐘。

（2）拇指按肩髎、肩貞、肩井、臑俞、天宗等穴各2分鐘，夜間疼痛重者，重點指按天宗穴。

（3）用掌揉肩周法治療3分鐘（經肩井、肩峰揉至肩胛區）。

（4）用握手搖肩法、托肘搖肩法、大幅度搖肩法治療2分鐘。

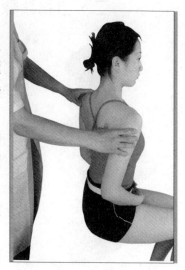

圖4-3　拇指按天宗穴

（5）搓肩臂 2 分鐘；抖上肢 1 分鐘。

3.凍結靜止期

（1）術者一手握住患者上肢，另一手用㨰法在肩背部進行治療，重點在肩前側、肩後側和肩外側，並配合肩關節各方向的被動活動，治療時間8分鐘。

（2）拇指按在肩髎、肩貞、肩井、臑俞、天宗等穴各2分鐘，夜間疼痛重者，重點指按揉天宗穴。

（3）提拿肩周、揉㨰肩部各3分鐘。

（4）用握手搖肩法、托肘搖肩法、大幅度搖肩法治療，治療時間2分鐘。

（5）用肩關節各方向的扳法，如肩關節上舉扳法、肩關節內收扳法、肩關節後伸旋內扳法、肩關節外展扳法，治療時間 3 分鐘。

二、自我鍛鍊（圖4-4）

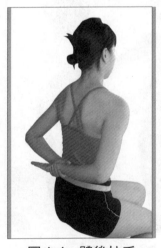

圖4-4　體後拉手

（1）肩關節搖轉活動：患者肘關節屈曲，做肩關節順時針和逆時針方向的旋轉搖動。

（2）體後拉手：患者雙上肢後伸，用健側的手拉住患側的手向健側拉，反覆進行 10 餘次。

三、生活注意

（1）局部保暖，防止受風著涼。

（2）避免患側上肢的過度疲勞。

（3）推拿治療前應先拍攝肩關節

X光片，以排除骨關節本身的病變。

（4）急性發作期患者要加強休息，減少肩關節活動。慢性緩解期患者要開始自主活動鍛鍊，用來減輕黏連程度。凍結靜止期患者要積極進行鍛鍊，加強肩關節活動，儘早恢復肩關節活動功能。

第二節　頸椎病

頸椎病是中老年人的常見病、多發病，多見於伏案工作者，好發年齡30～60歲，男性多於女性。

本病是由於頸椎增生刺激或壓迫頸神經根、頸部脊髓、椎動脈或交感神經而引起的綜合症候群，分為神經根型、椎動脈型、交感神經脊髓型。

目前對本病的治療多採用非手術療法，在眾多非手術療法中推拿療法仍是首選的、常用的、最好的方法。

一、推拿手法（圖4-5～圖4-9）

（1）術者用㨰法在患者頸、肩、背部治療，另一手扶住患者頭部做俯仰、側屈、旋轉等被動活動，力量由輕到重，活動幅度由小到大，治療時間5分鐘。

（2）雙手拇指放在風池穴處，向兩側分推到側頸部治療3分鐘。

（3）拇指按揉頸椎棘突兩旁的肌肉，由上到下依次進行，重點在筋

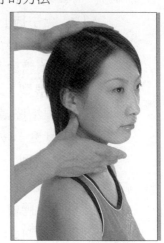

圖4-5　按揉頸部

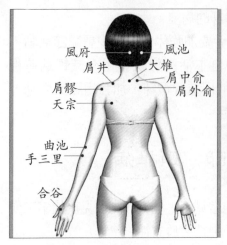

圖4-6 頸椎病穴位圖1

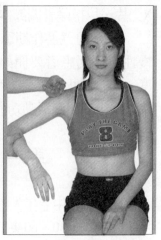

圖4-7 按揉肩髎

結、筋塊處，治療時間 2 分鐘。

（4）拇指按揉風池、風府、大椎、肩中俞、肩外俞、肩井、肩髎、曲池、手三里、合谷等穴，每穴半分鐘。

（5）一手扶下頜，一手扶頭頂，使頸項部按順時針、逆時針方向轉動1分鐘。

【根據病情酌加手法】

1.神經根型

（1）拇指按鎖骨窩 1 分鐘。

（2）揉拿上肢內、外側各 2 分鐘。

2.椎動脈型

（1）有眩暈、耳鳴者，用拇指點法點按攢竹、百會、耳門、聽宮、聽會各 1 分鐘。

（2）有噁心、嘔吐者，用屈食指點法點按足三里、豐隆、陽陵泉各 1 分鐘。

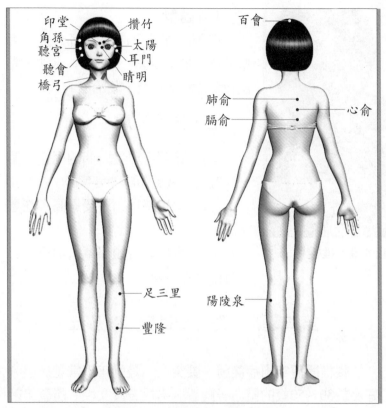

圖 4-8　頸椎病穴位圖 2

3.交感神經型

（1）拇指點按太陽、印堂、睛明、百會、角孫各 1 分鐘。

（2）抹前額、抹眼眶約 1 分鐘。

（3）拇指推橋弓約 1 分鐘。

（4）用掃散法在顳部少陽經治療約1分鐘。

（5）用拿法拿頭部約 2 分鐘。

（6）屈拇指點按心俞、肺俞、膈俞各 1 分鐘。

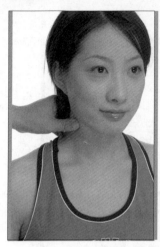

圖4-9　推橋弓

4.脊髓型

有胸腹部及下肢症狀者，讓患者俯臥位，加用㨩法、拳㨩法、拿法、點法在背部膀胱經及下肢治療。

二、生活注意

（1）頸部不要長時間的固定在某一位置上，避免頸部過度疲勞。

（2）睡覺時枕頭不要過高，注意頸部保暖。

（3）可以配合頸部牽引治療，必要時行手術治療。

第三節　腰椎間盤突出症

腰椎間盤突出症簡稱「腰突」，是近年來常見病症。好發於30～50歲的體力勞動者，男性多於女性。隨著年齡的增長，在腰椎椎體發生退行性改變的同時，椎間盤也發生相應改變。

另外，長期從事體力勞動、坐位顛簸震動、彎腰狀態等，均易發生此病。表現為下腰病，疼痛清晨較輕，午後明顯加重，臥床休息後又能緩解。目前，推拿是治療本病的最佳方法，痛苦小、費用低、安全、高效。

一、推拿手法（圖4-10～圖4-13）

（1）用㨩法在患側腰部、臀部及下肢治療6分鐘。

（2）用掌根按揉患側腰部、臀部及下肢 3 分鐘。

（3）用肘壓法點壓病變節段對應的華佗夾脊穴和背俞

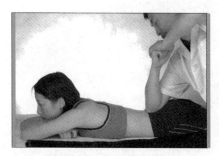

圖 4-10　肘壓背俞穴

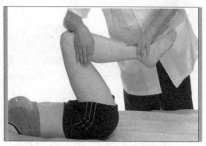

圖 4-11　屈膝屈髖按壓

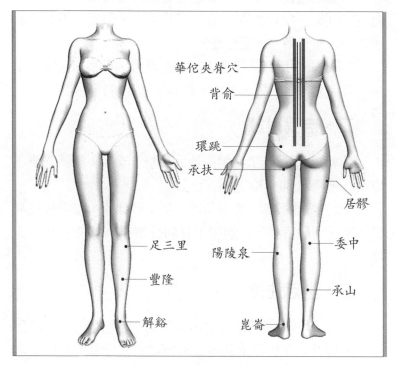

華佗夾脊穴

背俞

環跳

承扶

居髎

足三里

豐隆

解谿

陽陵泉

委中

承山

崑崙

圖 4-12　腰突穴位

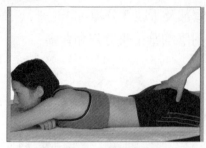

圖 4-13　拇指撥環跳

穴約 3 分鐘。

（4）疊掌按腰 2 分鐘；雙掌分推腰 2 分鐘。

（5）患者屈膝屈髖。術者一手扶踝部，另一手前臂尺側放在患者小腿上段髕骨下緣，做有節奏的按壓 6～8 次。

（6）患者下肢伸直。術者一手扶住患側下肢膝部，一手托住足跟，做直腿抬高動作，以患者患側下肢有緊張感並能夠忍受為度。在做直腿抬高的同時，配合做踝關節的背伸動作。但此法不適用於急性期，而且用力不要粗暴。

（7）術者用拇指撥法或點法在環跳、承扶、居髎、委中、陽陵泉、足三里、承山、解谿、崑崙等穴各半分鐘。

二、自我鍛鍊

（1）倒步行走：宜選擇地面平整、安全、較為空曠之處進行，時間 20～30 分鐘。

（2）背伸鍛鍊：患者俯臥，雙下肢伸直，兩手放在身體兩旁，兩腿不動，抬頭和上身向後被伸，每次做 10～20 次。

三、生活注意

（1）腰椎間盤突出症的中央型或突出物巨大或有鈣化或突出物與神經根嚴重黏連或有腰椎管狹窄者不宜按上述方法治療。

（2）急性期患者應臥床休息，術者手法應輕柔、不宜粗暴，不宜做腰部後伸扳法、強直性直腿抬高動作。

（3）腰部要注意保暖、臥硬板床、避免彎腰動作。

（4）適當進行腰背肌功能鍛鍊。

第四節　頸背痛

頸背痛是臨床常見病、多發病，是以頸背部肌肉痙攣、強直、酸脹、疼痛為主要症狀的病證，多由於風寒濕邪侵襲或頸背部肌肉疲勞過度所致。

常見疾狀為頸背部酸脹疼痛不適，時輕時重，遷延難癒。休息、適當活動或經常改變體位姿勢可使症狀減輕；陰雨天氣、勞累、著涼受風則症狀加重。常喜歡仰首、揉捏，以減輕疼痛症狀。本病經過推拿治療能夠迅速改善症狀，效果明顯。

一、推拿手法（圖4-14，圖4-15）

（1）用㨰法在患者頸背部治療，可以配合頸部各方位的活動，反覆操作 8 分鐘。

（2）拇指按揉頸椎棘突兩側的肌肉、按揉頸後正中線，反覆操作 5 分鐘。

（3）拇指按風池、風府、肩井，每穴約 1 分鐘。

（4）雙手拇指按在雙側風池穴上，向兩側分推，分推到大椎穴高度為止，治療 2 分鐘。

（5）術者雙手五指交叉，扣置於受術者頸後部，用力合掌以雙手掌面夾捏擠其頸部肌肉，操作 1 分鐘。

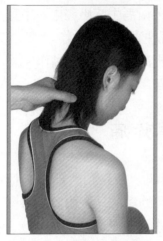

圖 4-14　拇指按揉頸椎
　　　　棘突兩側肌肉

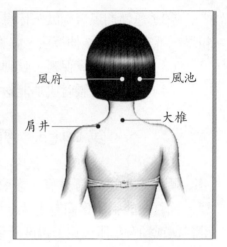

圖 4-15　頸背痛取穴

（6）術者雙手拇指放在雙側風池穴、中指放在太陽穴上，與其餘手指同時用力，向內擠壓向上提 2 分鐘。

（7）用側屈扳頸法治療 1 分鐘。

（8）兩手拇指分別按揉背部膀胱經 2 分鐘。

（9）術者雙手握拳，叩擊受術者肩背 2 分鐘。

三、生活注意

（1）宜睡硬板床、低枕。

（2）工作中不可持久勞累，注意工作姿勢，適當變換體位。

（3）加強頸背部肌肉鍛鍊，局部保暖，常用熱水袋溫熱頸背部。

第五節　落　枕

　　落枕是指頸部某些肌肉的痙攣、肌張力驟然增高造成的以頸部疼痛、活動牽制為主要臨床症狀的一種急性疾患。本病極為常見，多以晨起或頸部的猛然轉動後出現，任何年齡都可發生。

　　常見症狀為頸項部一側或兩側胸鎖乳突肌痙攣、僵硬、疼痛，頸部活動受限，患處有明顯壓痛。成年人若經常反覆發作者，常為頸椎病的前驅症狀。

一、推拿手法（圖4–16，圖4–17）

　　（1）用輕柔的揉法在患側頸項及肩背部治療，同時配合輕緩的頭部前屈、後伸及左右旋轉活動，時間約8分鐘。

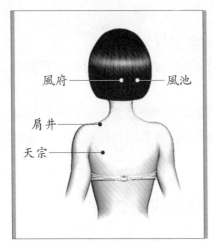

圖 4-16　落枕取穴

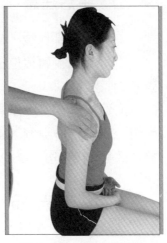

圖 4-17　拇指按肩井

（2）用撥法撥頸項部及肩背部緊張的肌肉 3 分鐘。

（3）用點法或按法點按風池、風府、肩井、天宗穴，每穴 1 分鐘。

（4）雙手拇指按在雙側風池穴上，向兩邊下外側分推 2 分鐘。

（5）術者雙手五指交叉，扣置於受術者頸後部，用力合掌以雙手掌面夾捏擠其頸部肌肉，操作 1 分鐘。

（6）術者雙手拇指放在雙側風池穴、中指放在太陽穴上，與其餘手指同時用力，向內擠壓向上提 2 分鐘。

（7）兩手拇指推擠背部膀胱經線 2 分鐘。

（8）雙手分別劈叩受術者肩背部 1 分鐘。

（9）術者用雙拳叩擊受術者肩背部，從上到下依次進行 1 分鐘。

（10）雙手合掌，用尺側擊打肩背部 1 分鐘。

二、生活注意

（1）頸項部保暖，枕頭要高低適宜。

（2）頸椎旋轉復位法或頸部斜扳法，不可強求有彈響聲。

（3）疼痛較甚，以致頸項不敢轉動者，術者要先按揉患側天宗穴 2～3 分鐘，同時囑咐患者輕微轉動頸項，當疼痛稍微減輕後再用上法治療。

第六節　頸部扭挫傷

頸部扭挫傷是常見的頸部傷筋，多見於青壯年，男多

於女。本病多因跌仆閃挫或突然扭轉、用力過猛或直接遭受外力打擊而致。

一、推拿手法（圖4-18，圖4-19）

（1）術者一手扶住患者頭部，另一手在頸項部作輕柔的按揉治療，由上而下反覆操作 5 分鐘。

（2）用㨰法施於肩背部 3 分鐘。

（3）用拿法提拿肩井及斜方肌 3 分鐘。

（4）拇指點壓痛點及風池、天柱、風門、大杼等穴各 1 分鐘，以酸脹為度。

（5）用拇指撥痙攣的筋腱 2 分鐘。

（6）雙手拇指按在風池穴，向下分推至肩部，治療 2 分鐘。

（7）雙手五指交叉扣置於頸後部，用力合掌以掌面夾擠頸部肌肉，治療 2 分鐘。

（8）用牽引旋頸法治療 1 分鐘。

（9）有頸椎關節錯位，功能受限明顯者，用頸部斜扳

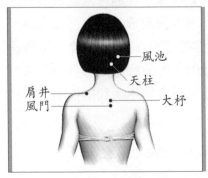

圖 4-18　頸部扭挫傷取穴

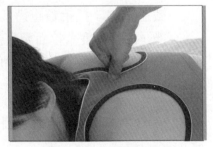

圖 4-19　拇指點風門

法或頸部旋轉定位扳法治療。

（10）用雙手劈叩法治療 1 分鐘。

（11）用肩背部雙手合十擊法治療 1 分鐘。

二、生活注意

（1）注意患者有無上肢麻痹等神經根刺激症狀，必要時拍攝X光片，排除頸椎骨折、脫位、頸椎間盤突出症及頸椎病等。

（2）頸部挫傷，早期不宜在患處施手法治療，以免加重損傷，宜休息 2～3 天後方可施手法治療。

（3）局部保暖，勿過度疲勞，平時保持頭頸部的正確姿勢。

（4）手法應輕柔舒適，採用扳法時，力求輕巧靈活，切忌粗暴蠻力。

第七節　胸脇迸傷

胸脇迸傷是指胸脇部岔氣迸傷，為臨床常見多發病之一，俗稱「岔氣」。本病多因外傷或迸氣用力提拉托舉、搬運重物、扛抬負重時，姿勢不良，用力不當，旋轉扭挫，筋肉過度牽拉而產生損傷，導致胸壁固有肌肉的撕裂傷、痙攣或肋椎關節半脫位，滑膜嵌頓。利用推拿治療本病卓有成效。

一、推拿手法（圖4-20，圖4-21）

（1）拇指按中府、雲門、膻中、日月等穴各 1 分鐘。

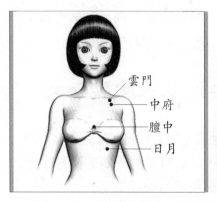

圖 4-20　胸脇進傷取穴

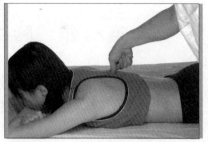

圖 4-21　一指禪推背部膀胱經

（2）掌揉胸脇部及肩背患處 5 分鐘；掌摩胸脇部及肩背患處 3 分鐘。

（3）拇指按胸痛相應的背部 3 分鐘；在患側背部的膀胱經做一指禪推法 3 分鐘；拇指按揉背部兩側膀胱經俞穴 5 分鐘。

（4）患者站立位，囑患者全身放鬆，不可迸氣，身體後仰。術者稍曲膝下蹲，背對背地以雙臂交挽患者兩臂，然後腰貼腰背起患者身體，讓患者雙腳離地騰空，再令患者用力咳嗽的同時晃動患者腰背部（或作顫動），最後慢慢地放下患者即可。

二、生活注意

（1）避免重體力勞動，宜睡硬板床。

（2）局部保暖，避免風寒濕邪侵襲，在室外或野外工作者更應注意。

（3）在推拿治療前須排除骨折、腫瘤等其他疾患引起

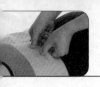

的胸脇疼痛。骨折患者則有腫痛顯著,肋骨有擠壓痛,或有肋骨移位畸形,或兼痰中帶血,或見呼吸困難等症。

第八節　肱二頭肌長腱腱鞘炎

肱二頭肌長腱腱鞘炎是經常用力做肩部外展外旋活動,加劇了肌腱與腱鞘的磨擦,造成腱鞘滑膜層的慢性損傷、腱鞘滑膜層發生水腫,使腱鞘變窄而發生本病,也可因中年以後發生退行性改變,結節間溝粗糙或變窄,肩部外展外旋活動時加劇了肌腱與腱鞘的摩擦而發生本病。

症狀是肩前部或整個肩部疼痛、活動時疼痛加劇,在外展外旋肩部或屈肘伸肩位時(如提物姿勢)疼痛更甚,喜歡內收內旋位。肩關節活動受限。在肱骨結節間溝部位有壓痛。

一、推拿手法

(1)用深沉緩和的㨰法、按揉法沿三角肌纖維方向治療,同時配合肩部外展的被動活動,幅度由小到大,治療時間10分鐘。

(2)用柔和的拿法在肩部沿三角肌向下經上臂到肘部治療,重點在三角肌前部、肱二頭肌、肘部橈骨相隆部(橈骨相隆:是肱二頭肌止點,橈骨小頭下方較細的部分為橈骨頸,其下內側有一較明顯的隆起為橈骨粗隆),治療時間8分鐘。

(3)術者一平托住患肢,並做輕度的患肢外展內收活動,另一手沿肱二頭肌長頭作輕巧而柔和的撥動3分鐘

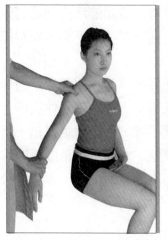

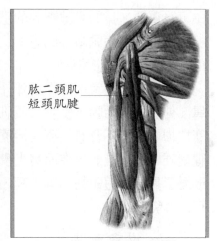

肱二頭肌
短頭肌腱

圖4-22　撥肱二頭肌長腱　　圖4-23　肱二頭肌短頭

（圖4-22）。

　　（4）用雙手揉球法治療 1 分鐘。

　　（5）用抖法抖患肢半分鐘。

二、生活注意

　　（1）減少活動，尤以肩部主動外展活動更不宜進行。
對急性發作期疼痛甚者，應制動於休息位。

　　（2）局部注意保暖。

第九節　肱二頭肌短頭肌腱損傷

　　肱二頭肌短頭起於肩胛骨的喙突，向下與外側肱二頭
肌長腱相合成一個肌腹，向下延續成肌腱（圖4-23），經
過肘關節前面，大部分止於橈骨結節。肱二頭肌短頭較長

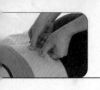

頭更為重要。長頭肌腱斷裂的患者，肩關節活動仍然可以接近正常，而短頭斷裂的患者，則患臂不能上舉，肩關節的功能受到明顯影響。

　　本病多因經常用力作肩部外展後伸活動或突然用力作肩部外展後伸活動，使肱二頭肌短頭肌腱發生急性或慢性牽拉損傷。若不及時治療或治療不當，則血腫纖維化，肌腱變硬，彈性減弱，進而發生攣縮，短頭肌腱長度變短，改變了長頭與短頭的協調平衡，更易發生損傷。本病日久可以誘發肩周炎。

一、推拿手法

　　（1）急性者用輕柔緩和的㨰法、按揉法，慢性者用深沉緩和的㨰法、按揉法從肩前部到上臂治療，重點在肩前部，同時配合肩部療內收、外展的被動活動，時間10分鐘。

　　（2）術者雙手拇指置於受術者肩後部，其他手指置於肩前部，提拿肩部，再從腋部開始，沿三角肌前、後部及肱二頭肌、肱三頭肌反覆提拿 6 分鐘。

　　（3）急性者用輕柔緩和的撥法，慢性者用較重而緩和和撥法，在肩前部壓痛點處治療，時間約 5 分鐘。

　　（4）用拇指按揉法在肩前部壓痛點處治療 3 分鐘。

　　（5）術者雙手掌指略屈曲，對置於受術者肩關節前後，做一上一下、一前一後旋轉揉動 1 分鐘。

　　（6）用擦法在肩前部沿短頭肌腱方向治療，以透熱為度（圖4-24）。

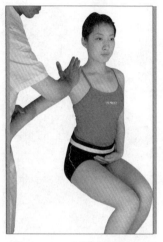

圖 4-24 小魚際擦法沿
短頭肌腱治療

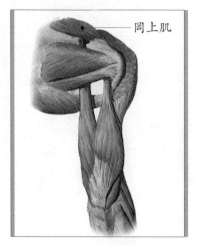

圖 4-25 岡上肌

二、生活注意

（1）急性患者肩部不能活動，慢性患者要加強肩部功
能鍛鍊。

（2）局部注意保暖。

第十節 岡上肌肌腱炎

岡上肌起於肩胛骨岡上窩，止於肱骨大結節頂部（圖
4-25），其作用主要是上臂外展時的起動。經常大量外展
肩部或肩部起動時用力過度，均可使岡上肌發生損傷，導
致創傷性炎症，使岡上肌發生退行性改變，岡上肌的血液
循環減慢，更容易繼發岡上肌肌腱鈣化。

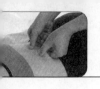

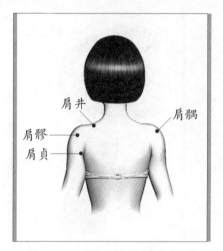

圖4-26　岡上肌肌腱炎取穴

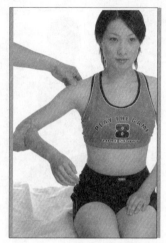

圖4-27　撥肱骨大結節
頂部

一、推拿手法（圖4-26，圖4-27）

（1）用柔和的㨰法在患肩的肩外側治療，同時配合肩關節外展的被動活動，治療時間8分鐘。

（2）拇指按揉肩井、肩髃、肩髎、肩貞等穴位各2分鐘。

（3）拿肩井及肩關節周圍5分鐘。

（4）患肢被動外展30°、肌肉放鬆，醫生一手托住患肢，另一手拇指在肩峰下肱骨大結節頂部（就是痛點）用彈撥法與按揉法交替治療5分鐘；用托肘搖肩法、大幅度搖肩法治療2分鐘。

（5）用雙手揉球法治療1分鐘；用擦法在患肩治療，以透熱為度；抖患側上肢半分鐘。

二、生活注意

（1）急性期手法要輕柔緩和，肩關節適當制動。慢性期手法宜深沉，要配合適當的功能鍛鍊。

（2）在肩峰下撥動時刺激要柔和，不宜過分劇烈。

（3）局部注意保暖。

（4）急性發作，較重病例，可用頸腕吊帶。

第十一節　肩峰下滑囊炎

肩峰下滑囊分為肩峰下囊和三角肌下囊，肩峰下囊位於肩峰下面，三角肌下囊位於三角肌的深面。作用是減少肱骨大結節與肩峰及三角肌之間的摩擦。

急性滑囊炎多因外力直接作用於三角肌，使其深層的滑囊損傷而導致。慢性滑囊炎多因滑囊變性而導致。40歲以後滑囊容易發生變性，岡上肌肌腱在肩峰下滑囊的底部，同時岡上肌腱發生慢性勞損或退行性病變時，更促使肩峰下滑囊退行性改變而發生損傷。

表現為肩外側深部疼痛、肩關節活動受限，也可只限局部腫脹和肌肉萎縮。

一、推拿手法

1.急性滑囊炎

（1）用柔和、緩慢的拇指按揉法、掌根按揉法在患肩的肩峰下及三角肌部位治療6分鐘。

（2）用提拿肩周5分鐘；用雙手揉球法治療2分鐘；

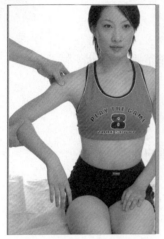

圖 4-28　撥肩峰下

用輕柔的擦法沿三角肌方向應用，以透熱為度。

2. 慢性滑囊炎

（1）用深沉的撥法在肩峰下及三角肌部治療，同時配合上臂的內收、外展及旋轉運動，治療時間 5 分鐘。

（2）用深沉緩和的按揉法在肩峰下及三角肌部分治療 2 分鐘。

（3）用深沉緩和的拿法在肩關節周圍治療約 2 分鐘。

（4）用輕柔的撥法在肩峰下及三角肌部治療 1 分鐘，這時上臂保持略外展位（圖4-28）。

（5）用搖臂抻抖法治療 2 分鐘。

（6）用搓法、抖法在患肩及患側整個上肢各治療半分鐘。

二、生活注意

（1）急性期治療手法宜輕柔，切不可用力下壓患部體表，以免加重滑囊損傷；慢性期手法可以稍重，但在用撥法時，用力也不宜過猛。

（2）有黏連而致關節活動受限者，在治療時要加強肩關節各方向的被動運動，逐漸改善關節的活動範圍。

（3）患肩不可過分強調制動，急性期可作適當的輕度活動，慢性期則應進行適當的功能鍛鍊。

（4）局部注意保暖。

第十二節　尺骨鷹嘴滑囊炎

尺骨鷹嘴滑囊炎又稱「礦工肘」、「學生肘」。肱三頭肌肌腱附著於鷹嘴突處有兩個滑囊，一個處於皮膚與肌腱之間，稱鷹嘴皮下滑囊；一個處於鷹嘴突和肌腱之間，稱鷹嘴腱下囊。前者最容易受損。滑囊炎表現為局部疼痛、紅腫，關節活動不便等。正常的滑囊有潤滑肌腱、減少摩擦及緩衝局部機械衝擊的作用。

一、推拿手法

（1）用㨰法在尺骨鷹嘴部及其周圍治療8分鐘（圖4–29）。

（2）用輕柔的大魚際揉法、掌根揉法在尺骨鷹嘴部治療8分鐘。

（3）用輕快的拿法在肱三頭肌處治療6分鐘，重點在肱三頭肌近尺骨鷹嘴部的肌腱。

（4）用擦法從鷹嘴部沿肱三頭肌的方向治療，以透熱為度。

二、生活注意

（1）急性期應休息，配合熱敷。

（2）局部保暖，避免寒冷和其他機械刺激。

（3）推拿治療後可在局部加壓包紮。

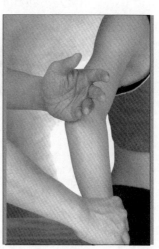

圖4-29　用㨰法在尺骨鷹嘴部治療

第十三節　肱骨外上髁炎
（網球肘）

　　肱骨外上髁炎又叫「肘關節勞損」、「肱骨髁上骨膜炎」、「前臂伸肌總腱炎」。本病多因長期勞累，伸腕肌起點反覆受到牽拉刺激，引起部分撕裂和慢性炎症而致。常發生於網球運動員等。

一、推拿手法（圖4-30，圖4-31）

　　（1）用輕柔的㨰法沿前臂背側治療，重點在肘部，治療時間6分鐘。

　　（2）用緩和的拇指按揉法在曲池、手三里處治療，每

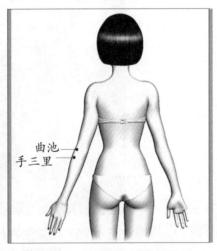

圖4-30　肱骨外上髁炎取穴

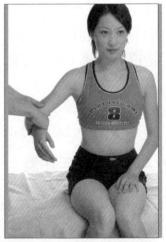

圖4-31　對抗牽引下的旋轉和屈伸

穴 2 分鐘。

（3）用輕快的拿法沿橈側伸腕肌往返操作 3 分鐘。

（4）用搓法在上肢治療 1 分鐘左右，重點在前臂。

（5）術者一手握住其肱骨下端，另一手握住其腕部，作對抗牽引，同時握腕部的一手做輕度的前臂旋轉和屈伸活動，治療時間 2 分鐘。

（6）用輕柔的撥法從肱骨外上髁沿前臂橈側伸腕肌治療，時間約 2 分鐘。

（7）在壓痛點處用撥法治療 1 分鐘，同時配合肘關節伸屈和前臂旋轉的被動活動。

（8）用推前臂三陽法治療 2 分鐘。

（9）用拇指按揉法按揉前臂橈側伸腕肌群 2 分鐘。

（10）用擦法沿前臂背側到肘部治療，以透熱為度。

二、生活注意

（1）治療期間腕部不宜做用力背伸活動。

（2）局部注意保暖，不可受寒冷刺激。

第十四節　旋後肌綜合徵

施後肌起於肱骨外上髁及尺骨，止於橈骨上部外面（圖4-32）。旋後肌綜合徵又稱橈管綜合徵、橈弓綜合徵、骨間背側神經卡壓痛。多由於肘關節急性外傷後局部軟組織纖維化、黏連；或肘關節長期重複性勞動，局部組織受到摩擦和慢性損傷，使旋後肌腱弓肥厚，骨間背側神經受壓而致。

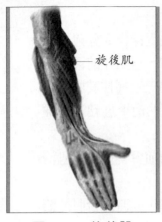

圖4-32　旋後肌

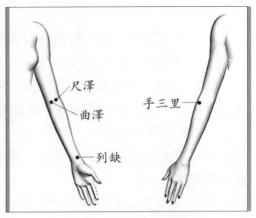

圖4-33　旋後肌綜合徵取穴

　　大多數患者在肘窩偏橈側處有壓痛。推拿治療旋後肌腱弓肥厚者效果較好。

一、推拿手法（圖4-33）

　　（1）用㨰法在肘窩處治療 3 分鐘。

　　（2）用拇指按揉法、掌根按揉法在肘窩處治療 3 分鐘，重點按揉尺澤與曲澤穴。

　　（3）在前臂內側、橈側用㨰法治療，從肘窩緩慢向腕部方向移動，用手法的同時配合患側前臂的被動旋前、旋後動作，治療時間 8 分鐘。

　　（4）用擰肘法治療 1 分鐘。

　　（5）用拇指按揉法按揉手三里、列缺各 1 分鐘，按揉患側大魚際、小魚際及骨間肌 3 分鐘。

　　（6）各手指用捻法治療共 5 分鐘。

　　（7）囑患側上肢自然下垂，術者站在患側，用搓法上

下搓動患側前臂 1 分鐘。

二、生活注意

（1）推拿治療無效者，建議手術治療。

（2）注意肢體保暖，適當配合體育鍛鍊。

第十五節　肱骨內上髁炎

肱骨內上髁炎又叫「高爾夫球肘」，與網球肘部位相對應，位於尺側。肱骨內上髁為前臂屈肌及旋前圓肌的總腱附著。前臂前群肌淺層有 6 塊肌肉，除肱橈肌外均起於內上髁。旋前圓肌屬於前臂前群肌淺層 6 塊中的一塊。

本病多因經常用力屈肘屈腕及前臂旋前位時，尺側屈腕肌處於強力收縮狀態，因此容易使其肌腱的附著點肱骨內上髁處發生急性損傷或慢性勞損而導致本病。損傷後，肌腱附著點處形成小血腫和局部損傷性炎症。

一、推拿手法（圖4-34）

（1）用輕柔的拇指按揉法、掌根按揉法從肱骨內上髁沿尺側屈腕肌到腕部治療，同時配合腕部伸屈的被動活動，時間 8 分鐘。

（2）用撥法在肱骨內上髁壓痛點及其周圍治療 5 分鐘。

（3）用輕快的拿法沿屈腕肌往返治療 5 分鐘。

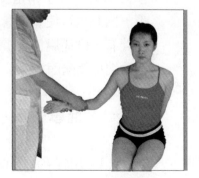

圖 4-34　拿屈腕肌

（4）用推前臂三陰法治療 2 分鐘。

（5）用搓法在肘部和前臂治療半分鐘。

（6）用擦法沿前臂屈腕肌到肘部治療，以透熱為度。

二、生活注意

（1）治療期間不宜用力屈腕。

（2）局部注意保暖，避免寒冷刺激。

第十六節　指間關節扭挫傷

指間關節扭挫傷是各指間關節兩側的副韌帶損傷。指間關節受到沿手指縱軸方向暴力衝擊引起的損傷稱為挫傷，側向的衝擊引起的損傷稱為扭傷。

各手指指間關節的兩側都有副韌帶，當手指伸開時，其副韌帶處於緊張狀態，使手指呈伸直位而不能向兩側運動；手指關節屈曲時，韌帶鬆弛，手指呈屈曲位而有較小範圍的側屈運動。

本病多因手指遭受暴力而致一側或兩側副韌帶的撕裂。同時也可使關節囊發生撕裂或伴有指間關節半脫位，或伴有一側撕脫性骨折。由於槓桿作用，其損傷部位大多在近端指間關節。

一、推拿手法（圖 4-35）

（1）用輕柔而緩和的捻法在損傷的關節兩側治療 8 分鐘。

（2）術者一手握住損傷關節遠端，另一手握住損傷關節近端做相對拔伸，治療時間 1 分鐘。

（3）術者以拇指指面和食指指面相對，用抹法抹損傷關節兩側的副韌帶處，治療時間 5 分鐘。

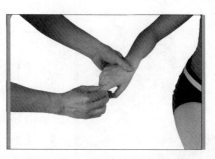

圖 4-35　抹損傷關節兩側

（4）用抹法和捻法交替在損傷的關節兩側治療，時間 8 分鐘。

二、生活注意

（1）在排除骨折的情況下才能進行推拿治療。

（2）推拿時手法要從傷處兩端開始，逐漸向患部靠攏。

第十七節　指部腱鞘炎

指部腱鞘炎又稱「彈響指」、「彈撥指」、「屈指腱鞘炎」，多發生於拇指，其次是中指、無名指的掌指關節。手指頻繁活動或長期從事用力握硬物的工作或手掌用力過度，使肌腱與腱鞘長期刺激和摩擦而導致本病。

常見症狀為掌指關節掌側酸楚不適，屈伸不到，局部有壓痛，可觸摸到痛性硬結。

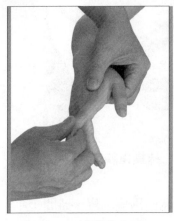

圖 4-36　拔伸掌指關節

一、推拿手法（圖4-36）

（1）用輕柔的捻法在患指的掌指關節周圍往返治療 8 分鐘，同時配合掌指關節的伸屈活動和環轉搖動。

（2）用撥法沿患指的肌腱做垂直方向的撥動 5 分鐘，重點在患部。

（3）術者一手的大拇指和食指捏往患指的遠端指骨，另一手捏住患指的掌指關節近端，拇指按住患部，進行拔伸。拔伸時按住患部的拇指稍用勁，並沿肌腱方向來回移動，然後作小幅度緩慢的掌指關節搖動，治療時間 3 分鐘。

（4）用拇指推法推掌指關節 5 分鐘。

（5）用搓法搓腕部半分鐘。

二、生活注意

（1）避免掌指關節的過度伸屈和用力握提重物。

（2）局部注意保暖，避免寒涼刺激。

第十八節　腱鞘囊腫

腱鞘囊腫又稱「聚筋」、「筋瘤」，是指發生於關節囊或腱鞘附近的囊腫，以女性多見。本病由於外傷造成關節囊或腱鞘突出，嵌頓在關節間形成疝狀物而成。日久囊腫與其周圍組織發生黏連則經久不癒。

常見症狀為囊腫多發生在腕背部中央，屈腕時隆突尤其明顯，也有的發生在腕掌關節面的橈側，腕部不適或酸痛，腕部無力，初起囊腫呈半球形隆起，柔軟可以推動，日久則囊腫變為軟骨樣硬。

一、推拿手法（圖4-37）

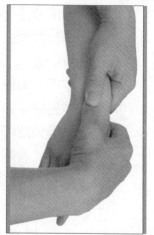

圖4-37　拔伸下的按壓

　　（1）拇指按揉囊腫的關節周圍8分鐘，以局部微充血為度。

　　（2）術者一手握住患者關節的近端，另一手握住關節的遠端，並用拇指按住囊腫，兩手相對用力拔伸6分鐘，在拔伸時，按住囊腫的拇指用力沿肌腱方向按壓擠碎囊腫，然後配合關節各方位的被動活動。

　　（3）用加壓繃帶包紮患部。

二、生活注意

　　（1）治療期間，發生囊腫的關節應避免用力。

　　（2）防止腕關節短時間內急驟而頻繁的反覆屈伸動作。

　　（3）對於反覆發作，囊腫肥厚變硬者應考慮用小針刀或手術治療。

第十九節　腕關節扭傷

　　腕關節周圍韌帶、肌肉、關節囊等軟組織因間接暴力

造成過度牽拉而發生的損傷稱為腕關節扭傷，包括撕裂、出血、肌腱脫位，嚴重者可合併小片撕脫性骨折，可發生於任何年齡。

　　本病多由於不慎跌仆，手掌猛力撐地或持物時突然旋轉或伸屈腕關節，造成關節周圍肌腱、韌帶的撕裂所致，當暴力過大時可合併撕脫骨折和脫位。或腕關節超負荷的過度勞累及腕關節長期反覆勞累，使某一肌肉、韌帶、肌腱處於持續緊張、收縮狀態所致。表現為腕部疼痛、腫脹、腕關節功能受限。

一、推拿手法（圖4-38）

（1）在傷處附近選用相應經絡上的適當穴位，如尺側掌面，可選手少陰經的少海、通里、神門等穴；橈側背面，可選手陽明經的合谷、陽谿、曲池等穴；橈側掌面，可選手太陰肺經的尺澤、列缺、太淵等穴。其他部位同上選法，選好穴位後用拇指按揉法治療3分鐘。

（2）在傷處周圍處用擦法向上、下、左、右治療8分鐘。

（3）在傷處周圍處用拿法向上、下、左、右治療5分鐘。

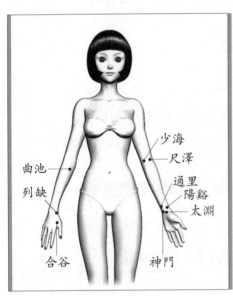

圖 4-38　腕關節扭傷取穴

（4）沿肌肉組織作垂直方向的拇指輕柔撥動 2 分鐘。

（5）在傷處周圍處用揉法治療 5 分鐘。

（6）在拔伸的情況下，被動地使腕做環繞、背伸、掌屈、側偏等活動 2 分鐘。

（7）用搓法在腕部治療半分鐘。

（8）用擦法在腕部治療，以溫熱為度。

二、生活注意

（1）腕關節扭傷常合併骨折，所以腕部急性損傷必須排除腕骨骨折或橈骨尺骨下端骨折等。

（2）急性損傷後，經檢查而不伴有骨折、脫位、肌腱斷裂，但局部腫脹明顯、皮下出血嚴重者，在損傷後的 24～36 小時內不作推拿治療，應及時給予冷敷或加壓包紮為宜。

（3）急性損傷由於疼痛和腫脹較為明顯，手法操作時宜輕，可在術後用中藥外敷。

（4）急性損傷後期和慢性勞損由於疼痛和腫脹較輕，手法用力可相應加重，腕關節活動幅度可逐漸加大。

（5）局部保暖。治療期間可用「護腕」保護。

（6）囑患者進行適當功能鍛鍊，在疼痛減輕後練習。可練五指屈伸運動，即先將五指伸展張開，然後用力屈曲握拳。

（7）本病要及時治療，若損傷嚴重，治療失誤，可引起創傷性關節炎及腕關節黏連，日後影響腕關節功能的恢復。

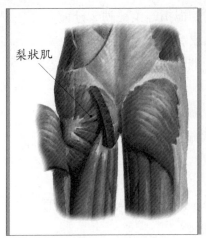

圖4-39 梨狀肌

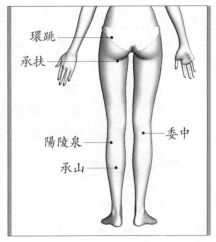

圖4-40 梨狀肌綜合徵取穴

第二十節 梨狀肌綜合徵

梨狀肌綜合徵是指由於間接外力使梨狀肌受到牽拉而損傷，引起局部充血、水腫、肌束痙攣，刺激或壓迫坐骨神經所致。梨狀肌在臀部中層（圖4-39），作用是使大腿外展、外旋。

當大腿用力外旋或梨狀肌局部受寒時，梨狀肌收縮、增粗，這時，正常生理結構的梨狀肌對坐骨神經無明顯影響；而梨狀肌變異者，由於神經穿過腹肌，當肌肉兩束間的間隙減小，壓迫了穿過當中的坐骨神經時，就產生了臨床症狀，也可能由於在負重時，下肢外展、外旋或蹲位變直立位時，使梨狀肌過度牽拉，梨狀肌損傷，肌腱破裂，肌肉發生保護性痙攣，刺激或壓迫坐骨神經而產生臨床症

狀。表現為患側臀部疼痛、下肢不能伸直。

一、推拿手法（圖4-40）

（1）先用輕柔的㨰法、按揉法在臀部沿臀大肌肌纖維的方向治療，並配合小幅度的下肢後伸的被動活動，以緩解臀大肌的痙攣。然後用拳㨰法、按揉法在臀部沿梨狀肌體表投影區治療，並配合較大幅度的下肢後伸、外展的被動活動，以鬆弛深層的梨狀肌，治療時間 10 分鐘。

（2）在臀部壓痛點處用深沉而緩和的撥法，與梨狀肌成垂直方向治療，時間約 3 分鐘。

（3）用拇指按法或拇指端點法點按環跳、承扶、陽陵泉、委中、承山等穴，每穴約 2 分鐘，以酸脹為度。

（4）掌根推運兩股外側上部 2 分鐘。

（5）用拿足三陰法治療 2 分鐘。

（6）在臀部梨狀肌體表投影區用拇指平推法治療 3 分鐘。

（7）在臀部梨狀肌體表投影區用擦法治療，以透熱為度。

二、生活注意

（1）梨狀肌位置較深，治療時不能因為位置深而用暴力。

（2）急性期手法宜輕柔，恢復期手法可以稍重。

（3）在急性損傷時宜臥硬板床休息 1～2 週。

（4）注意局部保暖，避免寒冷刺激。

（5）急性損傷時局部不宜作深度的針刺。

第二十一節　臀上皮神經損傷

　　臀上皮神經損傷，是臀上皮神經在走行中受到牽拉、壓迫等損傷而造成的疼痛綜合徵。多因突然地腰骶部扭轉、屈伸或局部受到直接暴力的撞擊，使臀上皮神經在髂嵴下的一段受到損傷，並使局部軟組織損傷，引起充血、水腫、炎症，導致瘢痕攣縮、變性、黏連、肥厚，壓迫周圍血管，以致供血不良或直接壓迫神經。

　　推拿治療本病療效顯著，尤其是早期治療見效更明顯。表現為患側臀部疼痛、彎腰受限、行走不便等。

一、推拿手法（圖4-41）

　　（1）用柔和的㨰法、在患側腰臀部及大腿後外側治療10分鐘。

　　（2）用柔和的掌按揉法在患側腰臀部及大腿後外側治療6分鐘。

　　（3）在髂嵴最高點內側 2～3 公分處觸尋條索狀肌筋，然後施撥法治療 5 分鐘。

　　（4）用掌推法在患側腰臀部及大腿後外側治療 5 分鐘。

　　（5）沿神經、血管束行走方向施擦法，以透熱力度。

二、生活注意

　　（1）治療期間，患者宜臥

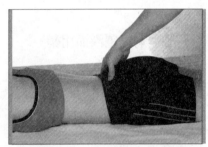

圖 4-41　撥條索狀肌筋

床休息。

（2）適當進行腰部前屈、後伸及左右側屈、旋轉等活動鍛鍊，以減少復發。

（3）撥法宜較柔和，避免強刺激，以防造成新的損傷。

第二十二節　膝關節內側副韌帶損傷

膝關節內側副韌帶又稱脛側副韌帶，呈三角形，起於股骨內上髁，止於脛骨內上髁。本病多因膝關節輕度屈曲體位時，小腿驟然外展受傷而引起，也可由於膝關節外側直接受外力打擊而造成。

如受外力較輕者，僅發生韌帶的部分纖維斷裂；若受外力較重或甚重者，則可發生韌帶的完全斷裂和半月板或十字韌帶的合併損傷。

一、推拿手法（圖4-42，圖4-43）

（1）用㨰法在損傷的局部及其周圍治療，時間8分鐘。

（2）用拇指按揉法在血海、陰陵泉、三陰交處治療，每穴2分鐘。

（3）用掌根按揉法在損傷局部及其周圍治療，時間6分鐘。

（4）用㨰法在損傷局部及其周圍治療，時間5分鐘。

（5）用抱膝團揉法治療2分鐘。

（6）用擦法在損傷局部及其周圍治療，以透熱為度。

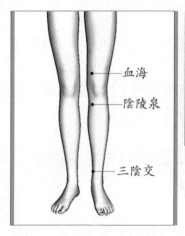

圖 4-42 膝關節內側副
韌帶損傷取穴

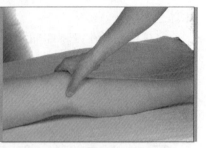

圖 4-43 抱膝團揉法治療

二、生活注意

（1）新鮮損傷腫痛明顯者手法宜輕，日後隨著腫脹的消退，手法可逐漸加重。

（2）推拿治療時應禁忌膝關節的被動運動。

（3）對於內側副韌帶完全斷裂者或合併有半月板、十字韌帶損傷者，不能用推拿治療。

（4）患肢制動，不負重 4～6 週，盡可能地不要屈伸膝關節。

第二十三節　膝關節外側副韌帶損傷

膝關節外側副韌帶起於股骨外上髁，止於腓骨小頭處。當膝關節屈曲時，外側副韌帶鬆馳，強大暴力作用於膝關節內側，使小腿內收，可引起外側副韌帶損傷。表現為膝關節外側疼痛、腫脹、活動受限，膝關節壓痛明顯。

推拿手法（圖4-44）

（1）用㨰法在損傷的局部及其周圍治療 8 分鐘。

（2）用拇指按揉法在梁丘、陽陵泉處治療，每穴 2 分鐘。

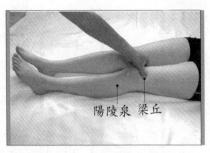

陽陵泉　梁丘

圖 4-44　拇指按揉梁丘

（3）用拇指按揉法、掌根按揉法在損傷局部及周圍治療 6 分鐘。

（4）用抱膝團揉法治療 2 分鐘。

（5）用拇指推法在損傷局部治療 3 分鐘。

（6）用擦法在損傷局部及上下治療。

第二十四節　膝關節半月板損傷

半月板是位於股骨、脛骨關節面之間兩個呈楔形狀的纖維軟骨板。內側半月板較大，呈「C」形。外側半月板較小，呈近「O」形。兩端借十字韌帶附著於脛骨髁間隆突。半月板的作用是：

① 使兩關節面之間更為適合，加強了膝關節的穩定性。

② 在跳躍和劇烈運動時起緩衝作用。

半月板損傷表現為膝內有撕裂感、關節疼痛，膝眼有壓痛，肌肉萎縮無力等。

一、推拿手法（圖4-45）

（1）用㨰法在膝關節周圍和大腿前部應用，時間 8 分

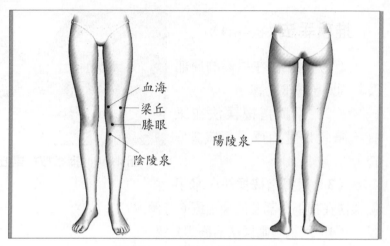

血海
梁丘
膝眼
陰陵泉

陽陵泉

圖 4-45　半月板損傷取穴

鐘。

（2）用掌根按揉法在膝關節周圍和大腿前部應用，時間 6 分鐘。

（3）用拇指按揉法在梁丘、血海、膝眼、陰陵泉、陽陵泉等穴處治療，每穴 2 分鐘。

（4）用團摩膝部法治療 3 分鐘。

（5）用抱膝團揉法治療 2 分鐘。

（6）用撥法在膕窩處應用，時間 2 分鐘。

（7）用擦法在膝關節處應用，以透熱為度。

二、生活注意

（1）推拿治療時不要反覆做麥氏試驗以避免半月板損傷。

（2）保守療法無效者，可考慮作半月板切除術，手術

後採用推拿治療，對膝關節功能恢復能起到積極的作用。

第二十五節 髕下脂肪墊勞損

髕下脂肪墊充填於髕骨、股骨髁下部，脛骨前上緣及髕韌帶之間。具有襯墊及潤滑作用，充填於關節面不相適合的多餘的空間內。

本病多因膝部的直接外傷或膝關節長期過度屈伸活動，引起脂肪墊充血、肥厚而致。多見於運動員和膝關節運動較多的人。

因無菌性炎症，從而刺激皮神經，出現疼痛。因脂肪墊的肥厚，在膝關節活動時脂肪墊在關節間隙嵌頓，而發生疼痛和關節活動障礙。表現為膝部疼痛，勞累後疼痛加重，膝關節前髕韌帶兩側有輕度腫脹。

推拿手法

（1）用輕柔的㨰法在膝關節周圍治療，重點在髕骨下部，時間 10 分鐘。

（2）用拇指按揉法（圖4–46）、掌根按揉法在髕骨下治療，時間 8 分鐘。

（3）用團摩膝部法治療 3 分鐘（圖4–47）。

（4）用擦法在膝關節周圍治療，以透熱為度，重點在髕骨下部。

脂肪墊嵌頓：患者仰臥位，屈膝屈髖90°。一助手固定股骨下端，術者雙手握持患側踝部，兩者相對牽引，牽引的同時將小腿內、外旋轉，然後使膝關節儘量屈曲，再緩

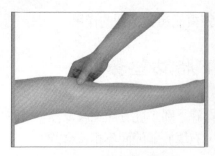

圖 4-46　拇指按揉膝部

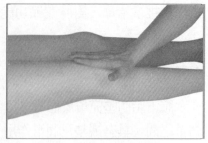

圖 4-47　團摩膝部

緩伸直，重複 2～3 次，然後將患肢伸直。

脂肪墊與髕韌帶黏連：患者仰臥位，患膝膕窩下墊一薄枕。

（1）用㨰法在膝關節周圍治療，時間 8 分鐘。

（2）用撥法在髕骨下方、髕韌帶兩側作與髕韌帶成垂直方向的撥動 5 分鐘，手法可稍重，同時配合膝關節屈伸活動。

（3）用拇指按揉法、掌根按揉法在膝關節周圍治療 6 分鐘。

（4）用擦法在膝前部應用，以透熱為度。

第二十六節　膝關節創傷性滑膜炎

膝關節是全身關節中滑膜最豐富的關節，並在關節前方形成一個很大的滑膜囊，稱為髕上滑囊。滑膜富有血管，血運豐富，滑膜細胞分泌滑液，可使關節面滑潤，減少摩擦。滑膜炎是滑膜受到刺激後的反應，而滑膜炎滑膜分泌液的失調則導致滑膜腔積液。急性創傷性滑膜炎是損

傷後以出血為主症的疾患。

　　表現為膝關節疼痛、腫脹、瘀血等。慢性創傷性滑膜炎一般由急性創傷性滑膜炎失治或誤治轉化而成，或由其他的慢性勞損導致滑膜的炎症滲出，形成關節積液而致。表現為膝關節酸痛、隆起，股四頭肌萎縮等。

一、推拿手法（圖4-48）

　　（1）用㨰法在膝關節周圍治療 8 分鐘。

　　（2）用拿法在股四頭肌治療 5 分鐘。

　　（3）用按揉法沿股四頭肌到膝眼治療 5 分鐘，重點在髕骨上方及膝眼、血海、梁丘。

　　（4）用團摩膝部法治療 3 分鐘。

　　（5）用抱膝團揉法治療 2 分鐘。

　　（6）用擦法在膝關節兩側應用，以透熱為度。

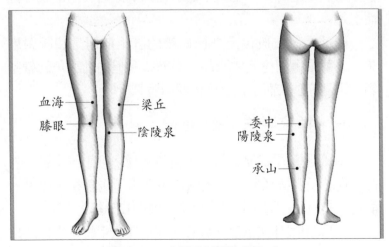

圖 4-48　創傷性滑膜炎取穴

（7）用輕柔而緩和的㨰法在膕窩部及兩側治療 5 分鐘。

（8）用拇指按揉法按揉委中、承山、陰陵泉、陽陵泉，每穴 1 分鐘。

（9）用擦法在膕窩部應用，以透熱為度。

二、生活注意

（1）患肢不宜過度活動，並避免寒冷刺激。

（2）治療時，在髕上滑囊部不可用力按壓。

第二十七節　踝關節扭傷

踝關節扭傷可分為內翻損傷和外翻損傷，其中內翻損傷最常見。多由於行走時突然踏在不平的地面上或騰空向後足蹠屈落地時，足受力不穩，使踝關節過度內翻或外翻而引起。

內翻損傷一般傷及外側韌帶的腓距前韌帶和腓跟韌帶。外翻損傷則傷及內側的三角韌帶。但由於三角韌帶堅韌，不易撕裂，而常常發生內踝撕脫骨折。

一、推拿手法（圖4-49）

（1）用輕柔的掌按揉法、拇指按揉法沿患肢小腿的外側，從膝至踝按揉數次，重點在足三里、陽陵泉、絕骨、解谿、崑崙、丘墟、阿是穴等處，時間12分鐘。

（2）用拔伸法治療 2 分鐘。即術者一手托住患側的足跟，另一手握住大趾作拔伸，並在拔伸下作踝關節搖法。

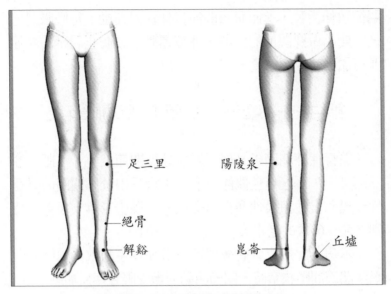

圖 4-49　踝關節扭傷取穴

（3）雙手拇指羅紋面在治療部位上做上下左右曲線抹動 5 分鐘。

（4）用拇指推法在損傷處治療 2 分鐘。

（5）用擦法在損傷局部治療，以透熱為度。

二、生活注意

（1）急性期，手法要輕柔，不宜進行熱敷，以免加重損傷性出血。

（2）恢復期手法宜稍重，特別是對血腫機化產生黏連、踝關節功能受限者，應以較重手法使黏連鬆解。

（3）患者應避免站立和行走，坐臥時應抬高患肢。

（4）急性期，在疼痛減輕及固定下，應儘早練習趾蹠

關節屈伸活動，進而做踝關節背伸蹠屈運動。待腫脹消退後，開始做踝關節的內翻、外翻運動，以防止韌帶的黏連並可加強韌帶的力量。

第二十八節　退行性膝關節炎

退行性膝關節炎又稱「增生性膝關節炎」、「肥大性關節炎」、「老年性關節炎」。本病是由於膝關節的退行性改變和慢性積累性磨損而造成的。以中老年人多見，特別是50～60歲的老年人，女性多於男性。

本病是當形成骨刺後則可對滑膜產生刺激，關節面變形或關節間隙狹窄時，關節活動明顯受限且疼痛加劇。

一、推拿手法（圖4-50）

（1）用㨰法、拿法在大腿股四頭肌及膝髕周圍治療 8 分鐘。

（2）用點法點按內外膝眼、梁丘、血海、陰陵泉、陽陵泉、犢鼻、足三里、委中、承山、太谿等穴位各半分鐘。

（3）用拇指將髕骨向內推擠，同時垂直按壓髕骨邊緣壓痛點，力量由輕逐漸加重，治療時間 3 分鐘。

（4）用單手掌根部按揉髕骨下緣 3 分鐘。

（5）用團摩膝部法治療 3 分鐘。

（6）用抱膝團揉法治療 2 分鐘。

（7）用分足陰陽法治療 2 分鐘。

（8）做膝關節搖法，同時配合膝關節屈伸、內旋、外

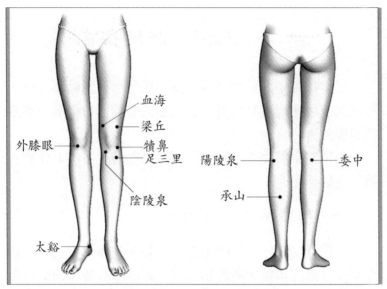

圖 4-50　退行性膝關節炎取穴

旋的被動活動，治療時間 1 分鐘左右。

（9）在膝關節周圍行擦法，以透熱為度。

（10）用搬法在大腿後側、膕窩及小腿後側治療3分鐘，重點在膕窩部委中穴。

（11）在膕窩部用擦法，以透熱為度。

二、生活注意

（1）膝關節腫痛嚴重者應臥床休息，避免超負荷的活動與勞動，以減輕膝關節的負擔。

（2）患者應主動進行膝關節功能鍛鍊，如膝關節伸屈活動，以改善膝關節的活動範圍及加強股四頭肌力量。

（3）肥胖患者應注意節食，以便減輕膝關節負擔。

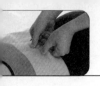

第二十九節　跟腱扭傷

跟腱扭傷是由於運動前，踝、跟部準備活動不充分，做踏跳或急速起跳動作時，肌肉猛力收縮而拉傷腱周圍組織而導致。

表現為跟腱疼痛，跟腱變形，捻動時「吱吱」作響，擠捏時缺乏彈性。

一、推拿手法（圖4-51）

（1）用緩和而深沉的㨰法從小腿後側承山穴起沿小腿向下到足跟部治療，時間10分鐘，同時配合踝關節的被動屈伸運動，幅度由小到大。重點治療承山及跟腱兩側。

（2）用拇指按揉法、大魚際按揉法、小魚際按揉法在上述部位治療，時間 8 分鐘。

（3）用夾按小腿法治療 2 分鐘。

（4）用輕快的拇指撥法在跟腱處治療，時間 3 分鐘。

（5）用捏提雙筋法治療 3 分鐘。

（6）用擦法在跟腱及其兩側應用，以透熱為度。

二、生活注意

（1）治療期間儘量避免或減少跑、跳運動，局部注意保暖。

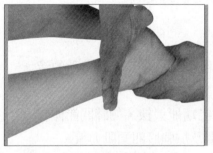

圖 4-51　小魚際按揉跟腱

（2）如長期不合理地使

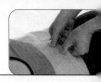

用局部封閉療法，可導致跟腱斷裂。

<h1 style="text-align:center">第三十節 足跟痛</h1>

足跟痛是指患者足跟底部在站立或行走時疼痛。多因體力虛弱、腎氣虧損或體虛肥胖或久病後足跟的皮膚變軟，使足跟底部皮下脂肪墊部分萎縮而致。或經常站立及在硬地上行走，跟下滑囊受到外力刺激，發生損傷性炎症而致。表現為足跟疼痛，站立或行走時疼痛加劇，休息時疼痛減輕。

一、推拿手法（圖4-52）

（1）用拇指按揉法從足跟部沿蹠筋膜治療，時間 10 分鐘。

（2）用拇指撥法在蹠筋膜處應用，重點在其跟骨附著點周圍，時間 6 分鐘。

（3）用拇指按揉上述部位 3 分鐘。

（4）用拇指平推法治療，治療部位同上，時間 5 分鐘。

（5）用擦法治療，治療部位同上，以透熱為度。

（6）用搓足補腎法治療 2 分鐘。

（7）用足下生風法治療 2 分鐘。

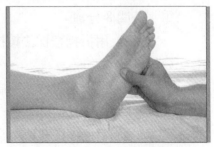

圖 4-52 拇指撥蹠筋膜

二、生活注意

（1）囑咐患者鞋內置一厚墊，以減少蹠筋膜張力。

（2）每天用熱水浸足15～20分鐘。

第三十一節　急性腰肌損傷

急性腰肌損傷又稱「閃腰」，是常見的一種腰痛疾病。以青壯年男性多見。

多因腰部過度後伸、前屈、扭轉，超過了正常活動範圍；或搬運重物、負重過大或用力過度；或勞動時腰部姿勢不正確；或跌仆或暴力直接損傷腰部；均可使腰部的肌肉組織受到劇烈的扭轉、牽拉而致本病。表現為腰部疼痛、腰部運動功能障礙。

一、推拿手法（圖4–53）

（1）用㨰法在腰部壓痛點周圍治療，逐漸移至疼痛處，然後在傷側順骶棘肌纖維方向用㨰法操作，往返3～4遍，配合腰部後伸活動，幅度由小到大，手法力量由輕到重，時間8分鐘。

（2）用拇指按揉法按揉腰陽關、腎俞、委中，每穴2分鐘。

（3）用拇指撥法在壓痛點上、下方治療，手法宜柔和深沉，時間3分鐘。

（4）用拇指按揉法、掌根按揉法在壓痛點上治療，時間5分鐘。

（5）用封腰法治療1分鐘。

（6）用理腰三擊掌法治療2分鐘。

（7）用攏腿運腰法治療半分鐘。

（8）用擦法在受傷一側，沿骶棘肌纖維方向應用，以透熱為度。

（9）用腰部斜扳法治療。

（10）用拍法在腰部治療半分鐘左右。

（11）用合掌擊法在腰部治療半分鐘左右。

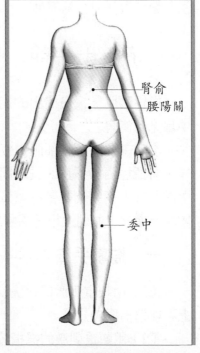

腎俞
腰陽關
委中

圖4-53　急性腰肌損傷取穴

二、生活注意

（1）手法要輕而柔和，避免在腰痛部位強行採用手法。

（2）推拿治療後，患者需要臥硬板床休息，即使腰痛即刻緩解的患者也需要有一個休息過程，這樣有利於損傷組織的修復。

（3）對於重症腰部劇痛患者，治療後要選擇一個最能放鬆的位置。

（4）對於腰的局部直接遭受外力打擊，有明顯瘀血腫脹，僅能採取輕快的揉摩手法，使瘀血消散，不能用重手

法刺激和做任何被動運動。

第三十二節　慢性腰肌勞損

慢性腰肌勞損最突出的症狀就是腰痛，是慢性腰腿痛中常見的疾病之一。

本病主要由於腰部肌肉疲勞過度，如長時間的彎腰工作、習慣性姿勢不良、長時間處於某一固定體位等，致使腰部肌肉、筋膜及韌帶持續牽拉，日久則導致組織變性、增厚及攣縮，並刺激相應的神經而引起。

一、推拿手法（圖4-54）

（1）用較重刺激的滾法或拳滾法沿腰部兩側膀胱經，上下往返治療10分鐘。

（2）用較重刺激的拇指按揉法在大腸俞、八髎穴、秩邊穴處治療，每穴治療2分鐘。

（3）用掌根按揉法按揉腰部兩側肌肉6分鐘。

（4）術者雙掌重疊按於患者腰部，逐漸深沉下壓，並迎隨患者呼吸，在其吸氣時，突然施以寸勁兩手向上提，治療時間2分鐘。

（5）術者在患者腰部進行滾、揉、按、點等手法後，

八髎　大腸俞　秩邊

圖4-54　慢性腰肌損傷取穴

以一手掌根置於第四、第五腰椎處，做連續的快速推揉，並突然中止，揚掌進行 3 次擊拍，「叭叭」有聲，然後再揉再擊，治療 2 分鐘。

（6）用封腰法治療1分鐘。

（7）用雙龍點腎法治療 2 分鐘。

（8）用攏腿運腰法治療或用仰臥運腰法治療。

（9）用擦腰溫腎法治療，以透熱為度。

（10）用虛掌拍法拍擊腰背部兩側骶棘肌，以皮膚微紅為度。

二、生活注意

（1）在日常生活和工作中，注意姿勢正確，盡可能變換體位，不要一個體位過長，不要勞作過久，以免過度疲勞。

（2）宜睡硬板床，每日堅持溫熱水洗腳。

（3）加強腰背肌肉鍛鍊，注意腰背部、足部保暖，避免外邪侵襲，節制房事。

（4）可常用熱水袋墊腰部。

第三十三節　腰椎退行性脊柱炎

腰椎退行性脊柱炎又叫「退行性脊椎炎」、「老年性脊椎炎」、「增生性脊椎炎」、「肥大性脊椎炎」，是中年以後發生的一種慢性退行性病變。

本病主要由於椎間盤變性和骨鬆變引起。椎間盤變性後，推間隙變窄，並失去其「水墊」的性能，椎體兩端不

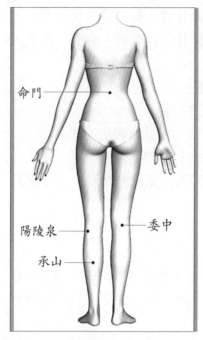

圖4-55　腰椎退行性脊柱炎
　　　　取穴

斷受到震盪、衝擊和磨損。與椎間盤變性同時發生的老年性骨鬆變，更減弱了椎體對於壓力的抵抗，漸漸有骨刺產生。表現為腰部酸痛乏力或脹痛、鈍痛、束帶感，運動不便。

推拿手法（圖4-55）

（1）用㨰法施於腰部病變處及腰椎兩側，時間8分鐘。

（2）用拇指按揉法按揉命門2分鐘。

（3）用雙指分腰法治療2分鐘。

（4）用雙掌分腰法治療2分鐘。

（5）用㨰法從腰部到臀部治療，有下肢牽痛時，㨰法沿股後面向下至小腿，時間6分鐘。

（6）用按腰扳肩法治療；用腰部斜扳法。

（7）如下肢牽痛者，用㨰法施於大腿前側和外側，至小腿外側，上下往返治療。

（8）用拿法拿委中、承山，每穴2分鐘。

（9）用指按法按陽陵泉穴1分鐘。

（10）用擦法在腰椎及兩側施用，以透熱為度。

第三十四節　腰椎後關節紊亂

腰椎後關節紊亂又叫「腰椎骨錯縫」、「腰椎後關節半脫位」。腰椎後關節的主要作用是穩定脊柱和引導脊柱運動方向。急性者多因突然旋轉腰部或腰椎過度前屈後，急劇的腰脊柱後伸所致。慢性者多由於急性後關節單純性半脫位和後關節滑膜嵌頓性半脫位沒有及時整復而致。

一、推拿手法（圖4-56）

（1）術者用㨰法在患者兩側腰臀部治療，同時配合下肢後伸的被動運動，活動幅度由小到大，時間 8 分鐘。

（2）用掌根按揉法在患者兩側腰臀部治療，時間 6 分鐘。

（3）用按腰扳肩法治療。

（4）用腰部斜扳法治療。

（5）用㨰法、拳㨰法在患者兩側腰臀部治療，時間 5 分鐘。

（6）用掌根按揉法在患者兩側腰臀部治療，時間 3 分鐘。

（7）用指按法、指按揉法、撥法在腰椎旁膀胱經第一側線治療，時間 5 分鐘。

（8）用擦法直擦腰部兩側膀胱經及督脈，以透熱為度。

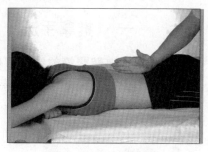

圖 4-56　直擦督脈

二、生活注意

（1）術者整復成功後，患者症狀即顯著減輕或消失，但患者在2～3天內不宜做腰部旋轉活動。

（2）術者整復時，力點要在腰椎病變節段。

第三十五節　骶髂關節紊亂症
（損傷與錯位）

骶髂關節紊亂症是臨床常見的導致腰腿痛的原因之一，多發生於青壯年婦女。若耽誤治療，可引起持久性下腰痛，也可繼發緻密性髂骨炎。

本病多因突然滑倒，單側臀部著地或彎腰負重時突然扭閃，使骶髂骨間韌帶受到損傷，由於韌帶被牽拉，使髂骨滑離與其相對應的骶骨關節面，使關節扭錯移位。或發生於胎兒過大的產婦，分娩時擴張骨盆而引起扭傷，甚至出現關節半脫位。或長期彎腰工作或抬舉重物，使骶髂關節發生退行性改變，久之發生損傷。或女性妊娠期韌帶鬆弛和伸長，因彎腰和旋轉活動而引起扭傷。

一、 推拿手法

1. 骶髂關節前錯位復位手法：以右側為例。

患者仰臥位，兩下肢伸直。助手按壓左下肢膝關節。術者站在患者右側，右手握患者右踝，左手扶按右膝。先屈曲右側，此時常可聽到關節復位響聲或手下有關節復位感。

2. 骶髂關節後錯位復位手法：以左側為例。

（1）俯臥單髖過伸復位法：患者俯臥床沿，醫者站在患者左側。右手托患肢膝上部，左掌根壓左骶髂關節。先緩緩旋轉患肢5～6次，然後盡可能上提患者左側大腿過伸患肢，左手同時用力下壓骶髂關節，兩手成相反方向扳按，此時可聽到關節復位響聲或手下有關節復位感。

（2）側臥單髖過伸復位法：患者右側臥位，患肢在上，健肢在下自然伸直。術者站在其後，右手掌根頂推患側髂後上嵴，左手握左踝。先小幅度過伸患肢，然後左手拉左踝使患肢過伸，右手同時頂推髂後上棘，兩手向相反方向推拉，此時可聽到關節復位響聲或手下有關節復位感，最後囑患者作患肢蹬空動作。

二、生活注意

（1）臥硬板床，避免久坐。
（2）腰部注意保暖。

第三十六節　腰部纖維織炎

腰部纖維織炎又叫「腰部肌筋膜炎」、「肌肉風濕症」。原發性腰部纖維織炎多由於出汗後腰部著涼或洗涼水澡；在潮濕的地上睡覺；高溫作業後著涼等原因引起。繼發性腰部纖維織炎多由於急慢性腰部損傷後未經過適當的治療，又感受寒涼而致。

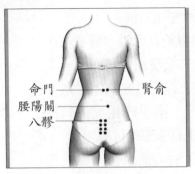

命門

腎俞

腰陽關

八髎

圖4-57　腰部纖維織炎取穴

一、推拿手法（圖4-57）

（1）用拳撳法在腰部病變處治療，時間8分鐘。

（2）用掌根按揉法在腰部應用，時間6分鐘。

（3）拇指按揉腎俞、命門、腰陽關、八髎穴各2分鐘。

（4）用疊掌按腰空提法治療2分鐘。

（5）用理腰三擊掌法治療2分鐘。

（6）用掌平推法從第一腰椎水平開始，直推到骶尾部，治療時間2分鐘。

（7）用搓髎點強法治療2分鐘。

（8）用掌擦法在腰部和骶部治療，均以透熱為度。

二、生活注意

（1）局部注意保暖，防止著涼受寒。

（2）勞逸結合，避免過度勞累。

（3）加強腰肌鍛鍊，提高身體素質。

（4）推拿治療可以明顯改善症狀，若配合體育鍛鍊、熱敷可以明顯提高療效。

第三十七節　腰　痛

腰為腎之府，乃腎之精氣所溉之域。腰痛往往由腎虛

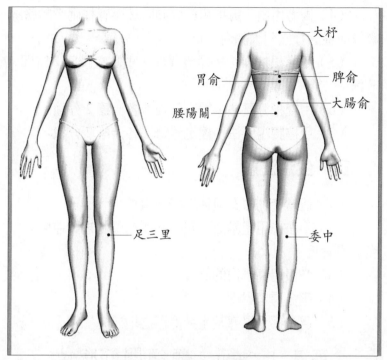

圖 4-58　腎虛腰病取穴

引起，腎虛腰痛是慢性腰痛中的一種。本病多因先天稟賦
不足，加之勞累太過，或久病體虛，或年老體衰，或房事
不節制，以至腎精虧損，不能滋養腰脊而發生。

一、推拿手法（圖4-58）

（1）用㨰法在腰部兩側治療 6 分鐘。

（2）用一指禪推法在腰部兩側膀胱經治療 3 分鐘。

（3）用拇指按揉法在脾俞、胃俞、腰陽關、委中、足
三里等穴處治療各 1 分鐘。

（4）術者用兩手拇指羅紋面同時按壓脊柱兩旁的膀胱經線，從大杼穴到大腸俞穴止，治療 2 分鐘。

（5）用掌根按揉法按揉腰背部，重點在腰部，時間 3 分鐘。

（6）用雙指分腰法、雙掌分腰法各治療 2 分鐘。

（7）用擦腰溫腎法、擦足溫腎法各治療 2 分鐘。

二、生活注意

（1）適當參加體育鍛鍊以增強體質。

（2）手法忌用粗暴蠻力和不必要的腰腿被動運動，以免發生骨折。

（3）多服用高蛋白的飲食。

（4）避免房勞過度。

（5）避免感受風寒及坐臥冷濕之地。

第三十八節　顳頜關節脫位

顳頜關節脫位又稱「下頜關節脫位」，好發於老年人及身體虛弱者，臨床較常見。按脫位時間和復發次數，可分為新鮮、陳舊和習慣脫位三種。按一側或兩側脫位，可分為單側脫位和雙側脫位。按脫位後髁狀突位於顳頜關節窩的後方或前方，可分為前脫位和後脫位兩種。臨床上多見前脫位，後脫位少見。

本病多因間接外力引起，主要是開口過大，如張口大笑、打呵欠、拔牙、治喉病、咬大塊食物等。新鮮脫位復位後過早活動，容易復發，導致習慣性脫位。表現為口呈

半開合狀態，語言不清、咬食不便，流涎，耳屏前方可觸及一凹陷。

一、推拿手法

1. 口內復位法

患者坐位，術者站在患者前，助手站在患者後並用雙手固定患者頭部。術者有消毒紗布包裹雙拇指，將雙拇指伸入患者口中按在第 1～2 磨牙上（下頜臼齒上），其他手指在口外緊握下頜骨體。兩拇指往下按，力量由輕漸漸加重，其餘手指將頦部緩慢向上推送，聽到入臼聲，即已復位。

2. 口外復位法

患者與助手的體位及姿勢同前。術者站在患者前，兩拇指分別放在患者口外的兩側下頜骨髁狀突前下關穴位置，其餘四指托住兩側下頜角。然後，兩拇指先用力按壓下關穴，再向後推脫位的髁狀突，同時讓患者開合其口，聽到入臼聲，即表示已復位。

二、生活注意

（1）本病的整復一般在無麻醉情況下進行，肌肉緊張者，可針刺頰車、下關、合谷等穴位。

（2）復位後應檢查是否成功，如下列情況者為復位成功：① 口閉合，下頜傾斜矯正，上下齒列對齊。② 頦部前突消失，耳屏前觸診無凹陷。否則為尚未復位。

（3）復位後應該用四頭帶或普通繃帶固定 3～5 天，固定不宜過緊，以張口不超過1公分為度。習慣性脫位固定時間適當延長。

（4）固定期間囑咐患者作咬合動作，但不能用力張口或過早去除固定、嚼食。固定期間囑咐患者食流質或半流質食物，禁食硬物。

第三十九節　正中神經損傷

正中神經由頸$_5$～頸$_8$與胸$_1$神經根的纖維構成，從臂叢神經外側束分出的外側根和從內側束分出的內側根，二者共同組成正中神經。主要支配旋前圓肌、橈側腕屈肌、掌長肌以及手內橈側半的大部分肌肉和手掌橈側皮膚感覺。

本病多由於切割傷、碾軋傷及肩關節脫位、肘關節外傷、橈骨骨折、肱骨骨折、腕橫韌帶或腫瘤壓迫等所致。

一、推拿手法（圖4-59，圖4-60）

（1）用㨰法、拿法在上肢的屈肌群治療約5分鐘。

（2）用三指撥法撥動極泉半分鐘。

（3）用拇指按揉法按揉曲澤、郄門、內關各1分鐘，

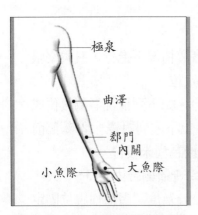

圖4-59　正中神經損傷取穴

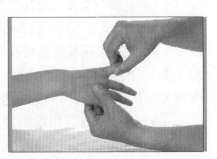

圖4-60　捻食指

按揉大魚際、小魚際各 2 分鐘。

（4）用捻法捻拇指、食指和中指 3 分鐘。

（5）在上肢屈肌面用擦法治療，以溫熱為度。

（6）用拇指按揉法按揉頸₄～胸₁棘間旁的軟組織 3 分鐘。

（7）用擦法擦頸₄～胸₁棘間旁的軟組織，以溫熱為度。

辨證加減：

（1）腕部或腕上平面損傷者，應加強對大魚際的治療。

（2）肘部或肘上平面損傷者，應加強對前臂屈肌群和大魚際的治療。

二、注意事項

推拿治療主要適用於閉合性神經損傷和神經修復術後。

第四十節　尺神經損傷

尺神經由頸₈與胸₁神經根的纖維構成，從臂叢神經內側束分出，主要支配尺側腕屈肌、手內全部骨間肌及手掌尺側半的肌肉和皮膚感覺。本病多由於腕或肘部外傷（切割傷或槍彈傷）、肱骨內上髁骨折、肘關節或肩關節脫位、腫瘤、炎症、肘管狹窄壓迫及麻風等所致。

一、推拿手法（圖4-61）

（1）用㨰法、拿法在上肢的屈肌群治療 5 分鐘。

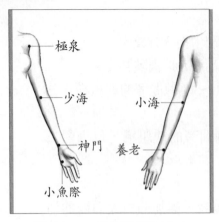

圖 4-61　尺神經損傷取穴

（2）用三指撥法撥動極泉半分鐘。

（3）用拇指按揉法按揉少海、小海、養老、神門穴各1分鐘，按揉小魚際2分鐘，按揉諸掌骨間隙3分鐘。

（4）用捻法捻手指3分鐘。

（5）在上臂的屈肌面、前臂的尺側面用擦法治療，以溫熱為度。

（6）用拇指按揉法按揉患側頸$_7$～胸$_2$棘間旁軟組織3分鐘。

（7）用擦法擦患側頸$_7$～胸$_2$棘間旁的軟組織，以溫熱為度。

二、注意事項

推拿治療主要適合於閉合性神經損傷和神經修復術後。

第四十一節　橈神經損傷

橈神經由頸$_5$～頸$_8$與胸$_1$神經根的纖維構成，是臂叢後束的延續，主要支配上臂和前臂的伸肌群，第1～2掌骨間手背皮膚為其絕對支配區。

橈神經損傷最為常見，多由於肱骨幹骨折、全身麻醉、深睡或酒醉時上肢姿勢不當而壓傷、槍彈傷或切割

傷、鉛中毒或酒精中毒所致。

一、推拿手法（圖4-62）

（1）在前臂的伸肌面用𢵧法治療約 5 分鐘。

（2）用三指撥法撥動極泉穴 1 分鐘。

（3）用拇指按揉法按揉臂臑、曲池、手三里、列缺、合谷等穴各 2 分鐘。

（4）用𢵧法在手背（以皮膚感覺障礙區為重點治療部位）治療 3 分鐘。

（5）用拇指按揉法按揉大魚際 2 分鐘。

（6）用捻法捻手指 3 分鐘，以拇指為主。

（7）在前臂的伸肌面和橈側面用擦法治療，以溫熱為度。

辨證加減：

（1）肘下和肘上損傷：按照基本操作方法治療。

（2）高位損傷：在基本操作前，先在上臂外側面用𢵧法治療 2 分鐘，拿肱三頭肌 2 分鐘。基本操作完成後，讓患者側臥位，在上臂外側面用擦法；然後，讓患者坐位，術者站其身後，用拇指按揉法在頸$_5$～胸$_2$棘間旁的軟組織按揉 3 分鐘；最後用擦法擦頸$_5$～胸$_2$棘間旁的軟組織，以溫熱為度。

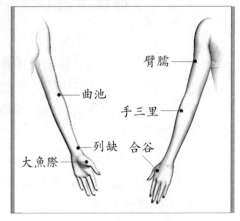

圖 4-62　橈神經損傷取穴

二、注意事項

推拿治療主要適合於閉合性神經損傷和神經修復術後。

第四十二節　腓總神經損傷

腓總神經又稱腓神經或膕外神經，來自第 4、5 腰神經和第 1、2 骶神經前支的後股，在大腿下 1/3 從坐骨神經分出，在腓骨小頭處轉向小腿前側，分為腓淺神經和腓深神經。腓淺神經以感覺為主，支配腓骨長肌和腓骨短肌及足背皮膚；腓深神經又稱脛前神經，以運動為主，支配小腿伸肌群及第 1、2 趾近足背皮膚。

本病多由於腓骨小頭處外傷、骨折，石膏或夾板固定不當及止血帶等壓迫所致。表現為伸拇、伸趾、踝關節背伸無力，行走時易絆倒，足外展、外翻無力等。

一、推拿手法（圖4-63）

（1）在大腿前側用㨰法、拿法治療 8 分鐘。

（2）用拇指按揉法按揉髀關、伏兔，每穴 2 分鐘。

（3）用㨰法在小腿外側和足背治療 10 分鐘。

（4）用拇指撥法撥動陽陵泉、丘墟、足三里、解谿各 1 分鐘。

（5）在小腿後側用拿法，自上而下操作 3 分鐘。

（6）患者膝關節伸直，術者用擦法擦小腿外側和足背，以溫熱力度。

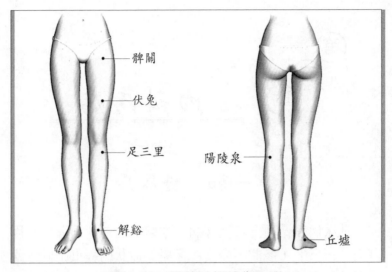

髀關

伏兔

足三里

陽陵泉

解谿

丘墟

圖 4-63　腓總神經損傷取穴

二、注意事項

（1）行走時防止跌跤，可應用支具防止足下垂。

（2）對後期不能修復的神經損傷，可考慮手術治療或穿矯形鞋。

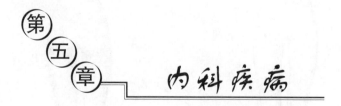

第五章　內科疾病

第一節　糖尿病

糖尿病是一種全身性疾病，中醫稱之為「消渴」。因其有「三多」（多飲、多食、多尿）症狀的輕重不同，臨床又分為上消、中消、下消三種類型。推拿治療糖尿病療效確切，尤其對非胰島素依賴型糖尿病有相當不錯的效果，可作為治療糖尿病的一種長期療法，能夠改善、緩解各種症狀，糾正和防止急、慢性合併症，但要根據病情決定是否單獨運用或作為多種療法之一。

一、推拿手法（圖5-1～圖5-3）

（1）用三指按揉法在中脘、氣海、關元等穴處治療各2分鐘。

（2）用掌揉法揉神闕（肚臍）穴3分鐘。

（3）用掌斜摩腹部法治療3分鐘。

（4）用掌搓法搓兩脇肋部，均以透熱為度。

（5）用拇指撥動胰俞、肝俞、膽俞、脾俞、胃俞、腎俞、三焦俞等穴各1分鐘左右。

（6）用擦法橫擦腎俞、命門，以透熱為度。

（7）用拇指按法按曲池、三陰交穴各 1 分鐘。

（8）用五指叩點法叩點足三里穴 1 分鐘。

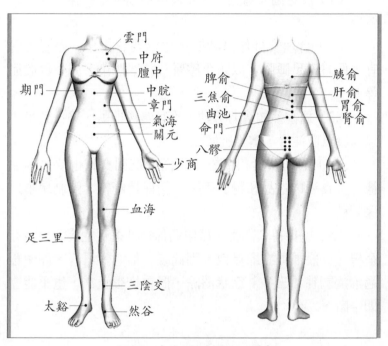

圖 5-1　糖尿病取穴

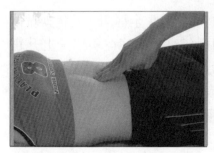

圖 5-2　三指按揉中脘

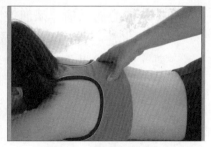

圖 5-3　拇指撥胰俞

二、生活注意

（1）注意個人衛生，防止皮膚破潰感染口腔糜爛、口腔炎。

（2）合理安排作息時間，生活要有規律，寒溫要適宜，保證充足睡眠，以防止感冒及肺部感染，減少併發症等。

（3）適當參加體力勞動，不宜食後即臥、終日久坐，以利於氣血運行，增強抗病能力。

（4）節制飲食和情慾，不僅要控制食量也要控制品種，少食酒肉之品和麵食等。心情保持舒暢，節制房事以保腎精。

（5）堅持持久調養，糖尿病係慢性進行性疾病，多有宿根，一般很難立即見效。因此要有信心、恒心，即使經過治療調養「三多」症狀消除，體重恢復正常，也不能立即中斷。

第二節　冠心病

冠心病又稱「缺血性心臟病」，全稱叫「冠狀動脈粥樣硬化性心臟病」。我國近年來冠心病發病率呈上升趨勢，現代醫學認為本病的致病因素有高血脂症、高血壓、吸菸、肥胖、糖尿病等。表現為心前區悶脹，同時伴有氣短、心慌、四肢厥冷、血壓下降，甚至發生休克、心衰，以致猝死。

臨床上推拿以治療功能性心臟疾病為主，其他器質性

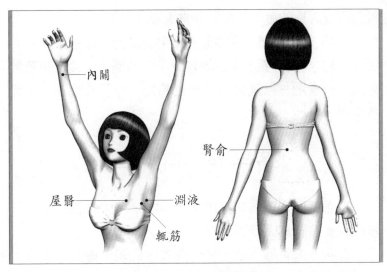

圖 5-4　冠心病取穴

心臟病，推拿只能作為輔助治療。但中醫運用推拿療法，對緩解改善冠心病症狀、預防發生有積極的作用。

一、推拿手法（圖5-4，圖5-5）

（1）用拇指按揉法按揉內關穴 2 分鐘，先左側後右側，用力不宜太大。

（2）用中指按揉法按揉屋翳、淵液、輒筋穴 2 分鐘。

（3）用三指按揉法按揉腎俞穴 2 分鐘。

二、生活注意

（1）避免情緒波動，這

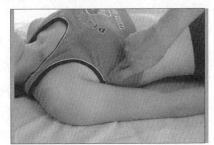

圖 5-5　中指按揉淵液

對預防冠心病的發生、發展非常重要。

（2）起居有節，寒溫適宜，勞逸結合，適當鍛鍊。

（3）飲食有節，少食鹹食，不宜過飽，少食辛辣刺激之品，少食肥甘厚膩之品，糾正偏食，忌菸及濃茶，不宜多飲酒。

第三節　高血壓

高血壓的定義為收縮壓大於 140 毫米汞柱和（或）舒張壓大於等於 90 毫米汞柱。

本病多因腎陰不足，肝失潤養、肝陽上擾清竅所致。或素屬濕盛之體，過食厚味，聚濕成痰，上蒙清陽為病。長期精神緊張而缺少體力活動、有高血壓家族史、體重超重、飲食中食鹽含量多和大量吸菸者，其患病率偏高。

一、推拿手法（圖5-6，圖5-7）

（1）用拇指推法推橋弓，做完一側再做另一側，每側30次。

（2）用鯉魚擺尾法治療 5 分鐘。

（3）用分陰陽法治療 2 分鐘。

（4）用分抹雙柳法治療 3 分鐘。

（5）用畫龍點睛法治療 2 分鐘。

（6）用雙運太陽法治療 5 分鐘左右。

（7）用掃散法在兩側顳部應用，約 1 分鐘。

（8）用五指拿法在頭頂部應用，約 3 分鐘。

（9）用拿法拿風池、肩井、曲池各 1 分鐘。

（10）用總收法治療1分鐘。

二、生活注意

（1）避免精神緊張和情緒激動，保持心情舒暢。

（2）適當進行一些體育鍛鍊，但不要過度疲勞。

（3）平時保持足夠的睡眠和大便通暢。

（4）起居有規律，特別是不宜睡得太晚。

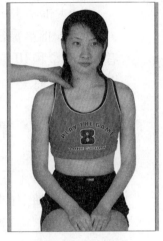

圖5-6　推橋弓

（5）戒菸、酒，要低鹽、低膽固醇飲食，特別是肥胖患者要適當節食以減輕體重。

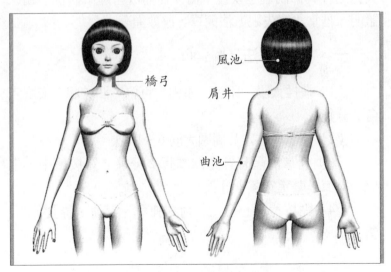

圖5-7　高血壓取穴

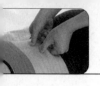

（6）推拿手法要輕柔，否則將引起血壓反跳升高。

（7）推拿療法適用於緩進型的 I 期和 II 期高血壓患者，急進型和 III 期高血壓患者，尤其是高血壓腦病者，要以藥物治療為主。

第四節　失　眠

失眠又稱「不得眠」、「不寐」、「不得臥」，是以經常不能入睡，或睡而易醒不能再睡，或睡而不酣、容易驚醒，甚至徹夜不能睡眠為特徵的疾病。如果偶爾一次、二次失眠倒無關緊要，但長期、持續失眠則會嚴重影響人的生活、工作和學習，影響人的身心健康。

推拿能調整人體的神經功能，使大腦皮質神經活動的興奮過程與抑制過程恢復平衡，從而改善睡眠狀況。臨床證明，推拿治療失眠方法簡單，療效顯著。

一、推拿手法（圖5-8）

（1）按揉太陽、印堂、頭維、百會、四神聰、安眠穴各 2 分鐘。

（2）提拿肩井穴及周圍大筋 6～10 次。

（3）疊掌沿順時針方向摩腹 2 分鐘，點按膻中、中脘、氣海、關元穴各 1 分鐘。

（4）點按背部心俞、肝俞、脾俞、胃俞、腎俞各2分鐘。

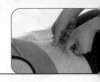

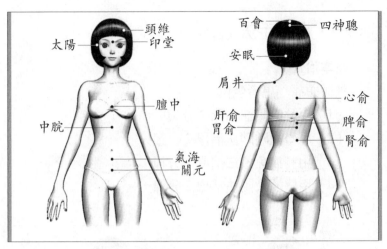

圖 5-8　失眠取穴

二、生活注意

（1）睡前不宜飲咖啡、濃茶等刺激之品。

（2）儘量避免或消除居處環境噪音，入睡前關閉燈光。

（3）勞逸結合，適當參加體力勞動，加強體育鍛鍊。

（4）作息規律，養成良好的睡眠習慣。

第五節　頭　痛

頭痛是以頭痛為主症的一些病症，可以出現在各種急慢性疾病中。推拿對偏頭痛、肌收縮性頭痛、感冒頭痛、高血壓頭痛療效最為顯著。

一、推拿手法（圖5-9）

基本治法：

外感頭痛：患者坐位。

（1）用分陰陽法治療 2 分鐘。

（2）用畫龍點睛法治療 2 分鐘。

（3）用雙擒魚腰法治療 1 分鐘。

（4）用雙運太陽法治療 2 分鐘。

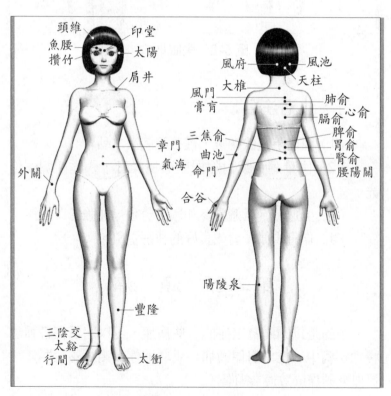

圖 5-9　頭痛取穴

（5）用梳理頭部法治療 2 分鐘。

（6）用掃散法治療 2 分鐘。

（7）用拇指點法或屈拇指點法點按風池、大椎、風門、肺俞等穴各 2 分鐘。

（8）用拇指撥法撥動背部兩側膀胱經 3 分鐘。

（9）用拿法拿肩井、曲池、合谷穴各 1 分鐘。

（10）用三指開天法治療 1 分鐘。

（11）用魚打芭蕉法治療 1 分鐘。

內傷頭痛：患者坐位。

（1）用一指禪偏峰推法，從印堂開始向上沿前額髮際至頭維、太陽，往返 3～4 遍，重點在印堂及太陽穴，時間 5 分鐘。

（2）用分抹雙柳法治療 2 分鐘。

（3）用畫龍點睛法治療 2 分鐘。

（4）用雙擒魚腰法治療 1 分鐘。

（5）用梳理頭部法治療 3 分鐘。

（6）用五指拿法治療 3 分鐘。

（7）用孫猴搔抓法治療 2 分鐘。

（8）用一指禪推法或屈指推法沿頸部兩側膀胱經治療 3 分鐘。

（9）用拇指按揉法按揉風池、風府、天柱等穴各 1 分鐘。

（10）在腰骶部用擦法，重點在腎俞、命門、腰陽關等穴，以透熱為度。

辨證加減：

（1）風寒頭痛：加①用鯉魚擺尾法治療 2 分鐘。②用

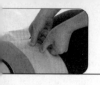

搓法搓背部 1 分鐘。

（2）風熱頭痛：加用拇指點法點按外關 1 分鐘。

（3）風濕頭痛：加①用點法點按頭維 1 分鐘。②用拿法拿下肢外側 2 分鐘。

（4）肝陽頭痛：加①用醒腦明目法治療 1 分鐘。②用推正頂法治療 1 分鐘。③用點法點按章門、太衝、行間各 1 分鐘。

（5）腎虛頭痛：加①用拇指按揉法按揉腎俞、魚腰、攢竹、太谿、三陰交穴各 1 分鐘左右。②提拿下肢內側 2 分鐘左右。③用搓足補腎法治療 2 分鐘。

（6）血虛頭痛：加①用陰陽對按法治療 2 分鐘。②用推正頂法治療 1 分鐘。③用拇指按揉法按揉心俞、膈俞、脾俞、氣海穴各 1 分鐘。

（7）痰濁頭痛：①用拇指點法點按三焦俞、脾俞、胃俞、膏肓、太陽、頭維、陽陵泉、豐隆等穴各半分鐘。②提拿下肢外側 2 分鐘。

二、生活注意

（1）不要隨便服用止痛藥。

（2）注意保暖，預防感冒。

（3）保持心情愉快，避免不良精神刺激。

（4）不要過度勞累，尤其不要思慮過度。

（5）要排除器質性頭痛（如腫瘤）後再進行推拿治療。

第六節　眩　暈

眩暈是目眩、頭暈的簡稱。輕者，閉目即止。重者，可以伴有噁心、嘔吐、汗出，甚至昏倒等症狀。

一、推拿手法

基本治法：患者坐位或仰臥位。

（1）用分陰陽法治療 2 分鐘。

（2）用鯉魚擺尾法治療 2 分鐘。

（3）用畫龍點睛法治療 1 分鐘。

（4）用開天門法治療 2 分鐘。

（5）用醒腦明目法治療 2 分鐘。

（6）用雙擒魚腰法治療 1 分鐘。

（7）用雙運太陽法治療 2 分鐘。

（8）用指按偏頂法治療 3 分鐘。

（9）用五指拿頭法治療 3 分鐘。

（10）用掃散法治療 1 分鐘。

（11）用雨打芭蕉法治療 1 分鐘。

（12）用一指禪推法沿項部膀胱經、督脈上下往返操作 2 分鐘。

（13）用拿法拿風池、項部兩側肌群、肩井共 3 分鐘。

辨證加減：

（1）肝陽上亢證者，加①用一指禪推法重推心俞、肝俞、腎俞、命門穴各 1 分鐘（圖5-10）。②用拿法拿曲池 1 分鐘。③用拇指按揉法按揉三陰交 1 分鐘。④用拇指推

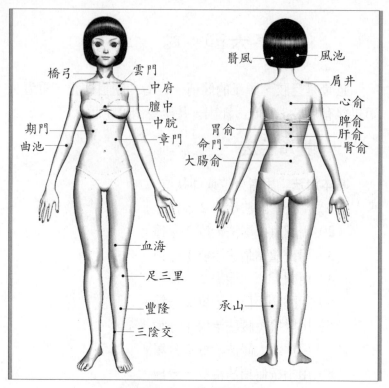

圖 5-10　眩暈取穴

法推橋弓穴，左右各10～20遍。

（2）痰濁中阻證者，加①用指環摩法摩膻中、中府、雲門穴各1分鐘。②用拇指按揉法按揉中脘、足三里、豐隆、脾俞、胃俞穴各1分鐘。

（3）腎精不足證者，加①用拇指按揉法按揉翳風、腎俞、命門、大腸俞穴各1分鐘。②用拿法拿承山穴1分鐘。③用擦足溫腎法治療。

（4）氣血虧虛證者，加①用掌環摩法摩腹2分鐘。②

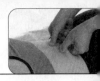

用拇指按揉法按揉中脘、血海、足三里、心俞、脾俞等穴各 1 分鐘。

（5）瘀血內阻證者，加①用拇指按揉法揉中脘、章門、期門、雲門等穴各 1 分鐘。②用掌搓法搓脅肋部半分鐘。③用拿法拿承山穴 1 分鐘。

二、生活注意

（1）節制肥膩酒食，忌辛辣食物。

（2）避免房勞過度。

（3）調節情志，忌躁怒。

第七節　半身不遂

半身不遂是指患者出現一側肢體癱瘓、口眼喎斜、舌強語澀等症狀的一種疾病。大多為中風（腦血管意外）引起的後遺症，也可由於其他腦部疾病或外傷而起。

本篇介紹的是中風後遺症引起的半身不遂。推拿治療對促進肢體功能的恢復，具有不同程度的效果，一般以早期治療為宜。

一、推拿手法（圖5–11）

頭面部操作：

（1）用一指禪推法或按揉法在患側印堂、攢竹、太陽、地倉、頰車、迎香、承漿等穴各治療 1 分鐘。

（2）用掐法掐人中穴 1 分鐘。

（3）用大魚際揉法在患側的額、面頰等部治療，患側

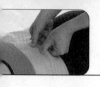

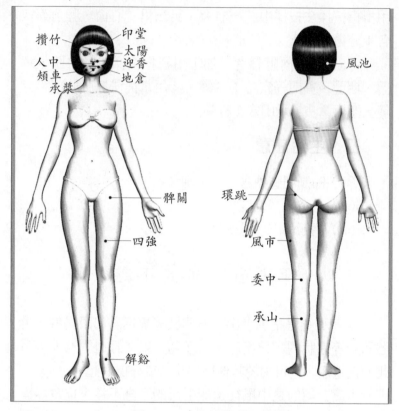

攢竹 印堂
人中 太陽
頰車 迎香
承漿 地倉

風池

髀關

四強

環跳

風市

委中

承山

解谿

圖 5-11　半身不遂取穴

治療完畢後，再用大魚際揉法治療健側的額、面頰，時間
6分鐘。

（4）用滑抹兩頰法治療 2 分鐘。

（5）用一指禪推法或按揉法在風池穴及頸部治療 3 分
鐘。

上肢部操作：

（1）用㨰法自患側上臂至前臂治療，以肩肘關節及其

周圍為重點治療，配合患肢外展和肘關節伸屈的被動活動，時間 2 分鐘。

（2）用指按雙窩法治療 1 分鐘。

（3）用搭肩理上肢法治療 2 分鐘。

（4）用揉拿手三陽經治療 2 分鐘。

（5）用推前臂三陽法、推前臂三陰法治療 5 分鐘。

（6）用上舉牽拉上肢法、平舉牽拉上肢法治療 2 分鐘。

（7）用搓捋雙臂法治療 2 分鐘。

（8）用雙臂叩按法治療 1 分鐘。

（9）用雙臂對叩法治療 1 分鐘。

背及下肢操作：

（1）用㨰法在患側背部治療，並向下至臀部，大腿及小腿後側，以環跳、委中、承山為重點治療部位，同時配合腰部後伸、髖後伸、膝屈伸及踝關節背伸等被動運動，時間 3 分鐘。

（2）用拳頂合揉法治療 2 分鐘。

（3）用順藤摸瓜法治療 1 分鐘。

（4）患側在上，用㨰法沿患側下肢外側治療 2 分鐘。

（5）用㨰法沿大腿前面向下至踝關節及足背部治療 3 分鐘，重點在髀關、風市、四強、解谿穴位，並配合各關節的被動活動和整個下肢內旋動作。

（6）將患肢髖、膝關節儘量屈曲，足底踏平在床面上，術者一手按住踝關節，另一手按住膝部向前掀壓以加大踝關節的背伸幅度，以矯正足下垂、足內翻畸形，時間 1 分鐘。

（7）用拿足三陽法治療 2 分鐘。

（8）用旱地拔蔥法治療 2 分鐘。

（9）用駿馬奔騰法治療 1 分鐘。

二、生活注意

本病應以早期治療為主，當肌肉開始恢復自主運動以後，可配合醫療及功能鍛鍊以促進肢體功能的康復，但注意不要過度疲勞。

第八節　腦震盪後遺症

腦震盪是指頭部遭受外力打擊後出現的中樞神經系統一時性功能障礙，神經系統檢查沒有器質性體徵的一種情況。腦震盪後遺症是指患者清醒後出現的頭痛、頭昏、畏光、耳鳴、噁心、心慌、失眠等症狀。症狀較輕者，上述症狀可在數日內逐漸消失。如症狀消失緩慢，而無顱內其他病變，可以進行推拿治療。

一、推拿手法（圖5-12）

（1）用拇指按揉法在前額部治療，其路線為：從印堂到百會，往返 5 遍；從印堂經太陽轉向頭維，往返 5 遍。

（2）用捺法在項背部兩側治療，時間 5 分鐘。

（3）用五指拿頭法治療 5 分鐘。

（4）用拿法拿風池、頸項、肩井，時間 5 分鐘。

（5）用拇指推法自上而下推橋弓 5 遍；推氣管兩側胃經路線 5 遍。

辨證加減：

（1）有頸椎錯位者，加頸椎復位手法。

（2）有噁心嘔吐者，加拇指點法點內關、內庭穴各1分鐘。

（3）有頭目眩暈者，加①用小魚際擦法擦湧泉，以溫熱為度。②用掐法掐至陰1分鐘。

（4）有胃納不佳者，加①用掌環摩法摩腹部3分鐘。②用拇指撥法撥動足三里1分鐘。

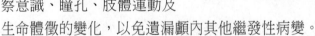

圖 5-12　腦震盪後遺症取穴

二、生活注意

（1）應短期內注意觀察意識、瞳孔、肢體運動及生命體徵的變化，以免遺漏顱內其他繼發性病變。

（2）應注意消除患者思想顧慮。

第九節　三叉神經痛

三叉神經痛是指三叉神經分佈區內反覆發作的劇烈疼痛，又稱「原發性三叉神經痛」。發病年齡多在中年以後，疼痛多發生在面部三叉神經第二、三支分佈區，以單

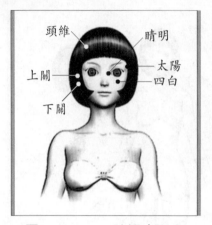

圖 5-13　三叉神經痛取穴

側多見，並有面部發紅、流淚、流涎等症狀。

一、推拿手法（圖-13）

（1）用一指禪推法或拇指揉法從太陽開始，經頭維、上關至下關穴，往返治療 10 分鐘；用一指禪推法沿眼眶做往返的「∞」字形操作 8 分鐘，重點施於晴明、四白等穴。

（2）用掃散法在顳部膽經循行路線自前上方向後下方操作，兩側交替進行，各數十次。

（3）用點法、點揉法在觸發點上治療 2 分鐘，力量要大，刺激要強。

（4）用抹面法治療3分鐘。

二、注意事項

（1）對觸發點的治療應用重手法、強刺激，以抑制異常的神經衝動。

（2）推拿療效不佳者，可考慮封閉治療或手術治療。

第十節　面　癱

面癱俗稱「口僻」、「吊線風」，西醫又叫「面神經麻痹」、「面神經炎」，是莖乳突孔內急性非化膿性的面

神經炎。屬於周圍性面癱，任何年齡均可以發生，主要表現為口眼喎斜，面部麻木、板滯，嚼食障礙等多為一側性。

一、推拿手法（圖5-14）

（1）用畫龍點睛法治療 1 分鐘。

（2）用拇指按揉法按揉陽白、睛明、四白、下關、頰車、地倉、承漿等穴各 1 分鐘。

（3）用指點雙香法治療 2 分鐘。

（4）用雙管齊下法治療 3 分鐘。

（5）用抹面法治療 2 分鐘。

（6）用大魚際揉法揉患側顏面部 6 分鐘、健側顏面部 2 分鐘。

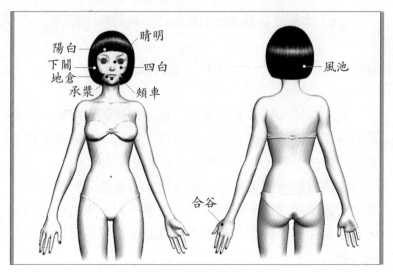

圖 5-14　面癱取穴

（7）用滑抹兩頰法治療 2 分鐘。

（8）用乾洗臉法治療 1 分鐘。

（9）用拿法拿風池、合谷穴各 1 分鐘。

（10）用大魚際擦法患側顏面，以被擦部位溫熱為宜。

二、生活注意

（1）在寒冷風天要注意面部保暖，防止外邪襲入。

（2）患病初期不宜看電視，以使面部神經得到充分休息。

（3）加強營養，多食營養豐富的食物。

（4）患病期間應戒菸酒，少食或不食辛辣、寒涼食物。

（5）面部手法不宜過重，以免產生瘀血。

（6）本病應與腦血栓引起的口眼喎斜病症鑒別。

第十一節　面肌抽搐

面肌抽搐又稱「面肌陣攣」或「半側顏面痙攣」，為陣發性不規則的半側面部肌肉的自主抽搐，無神經系統其他陽性體徵，多在中年以後起病，女性較多見。

本病目前病因未明，因此又稱「原發性面肌抽搐」，常由於面神經通路上受到病理性刺激所致，少數可為面神經炎後遺症。中醫認為，本病是氣血不足、外感風邪或肝風內動所致。

一、推拿手法（圖5-15）

（1）以一指禪偏峰推法或拇指按揉法在面部操作，以患側為主，健側作輔助治療。治療路線為：①從睛明開始，經魚腰、瞳子髎至四白，治療時間 8 分鐘。②從印堂開始，經太陽、迎香、地倉、下關、頰車、人中至承漿，治療時間 10 分鐘。

（2）用抹面法治療 2 分鐘。

（3）用雙揪鈴鐺法治療 2 分鐘。

（4）用乾洗臉法治療 1 分鐘。

（5）用一指禪推法或拇指按揉法在風池、翳風穴處治療 3 分鐘。

（6）用拿法拿頸項部、合谷穴共 5 分鐘。

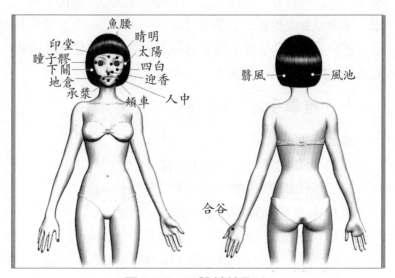

圖5-15 面肌抽搐取穴

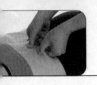

二、注意事項

（1）要查明病因，對其他原因引起的繼發性面肌痙攣應治療原發病。

（2）解除患者精神緊張，必要時可使用鎮靜劑。

（3）本病尚無特效的治療方法，如手法治療無效，可考慮用其他療法。

第十二節　心　悸

心悸是指自覺心中悸動、驚惕不安為主要表現的一種病症。本病的形成常與心虛膽怯、心血不足、心陽衰弱、水飲內停、瘀血阻絡等因素有關。平素心虛膽怯之人，由於突然驚恐，如耳聞巨響、目睹異物，或遇險等使心驚神慌不能自主，逐漸發展成稍驚則心悸不已。

推拿治療以功能性心律失常為主，對於器質性病症引起的心悸，僅作為輔助治療。

一、推拿手法（圖5-16）

基本治法：

（1）用單掌托天法治療 1 分鐘。

（2）用指環摩法摩中府、雲門穴各 1 分鐘。

（3）用雙龍點胸法治療 2 分鐘。

（4）用爪拿雙翅法治療 2 分鐘。

（5）用一指禪推法推心俞、肺俞、膈俞各 1 分鐘。

（6）用拇指雙揉一線法治療 3 分鐘。

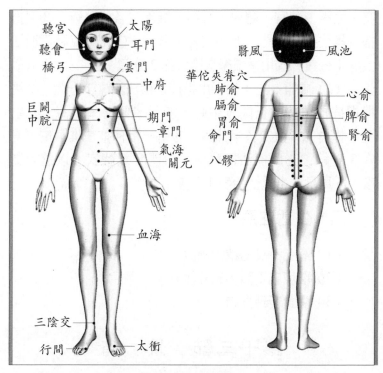

聽宮　太陽
聽會　耳門
橋弓　雲門
中府
巨闕　期門
中脘　章門
氣海
關元
血海
三陰交
行間　太衝

翳風　風池
華佗夾脊穴
肺俞　心俞
膈俞　脾俞
胃俞　腎俞
命門
八髎

圖 5-16　心悸取穴

（7）用梳摩背肋法治療 2 分鐘。

（8）用指按雙翅法治療 2 分鐘。

（9）用掌推雙翅法治療 2 分鐘。

（10）用拇指推法自下而上推橋弓，每側約1分鐘。

（11）用拿法拿風池穴 1 分鐘。

（12）用分掌法治療 2 分鐘。

（13）用總收法治療 1 分鐘。

辨證加減：

（1）實證為主：加①用拇指按法按太衝、行間、三陰

交、太陽、聽宮、聽會、耳門、翳風穴各半分鐘。②用拇指按揉法按揉章門、期門穴各 1 分鐘。③用雙脇臥滾龍法治療 1 分鐘。④用掌環摩法摩腹部 2 分鐘。

（2）虛證為主：加①用指按正頂法治療 1 分鐘。②用拇指按揉法按揉巨闕、中脘、關元、氣海、血海、三陰交、脾俞、胃俞穴各半分鐘。③用一指禪推法推華佗夾脊穴 3 分鐘。④用擦法擦腎俞、命門、八髎穴，以透熱為度。⑤用足下生風法治療 1 分鐘。

二、生活注意

（1）避免不良的精神刺激。
（2）環境宜安靜，充分休息。
（3）少食辛辣食物。

第十三節　胃　痛

　　胃痛，俗稱「心口痛」，是臨床常見病、多發病。多由於天冷或加衣覆被不及而使腹部受寒，或過食冰糕、凍梨等生冷之品，使寒邪凝滯於胃，胃中氣血運行緩慢澀滯，不通則痛而致。

　　推拿是治療胃痛的良好手段之一，它經由手法作用於肌表，在經絡的傳導下，可以達到調節內臟的目的。

一、推拿手法（圖5-17）

基本治法：
（1）用溫運脾胃法治療 5 分鐘。

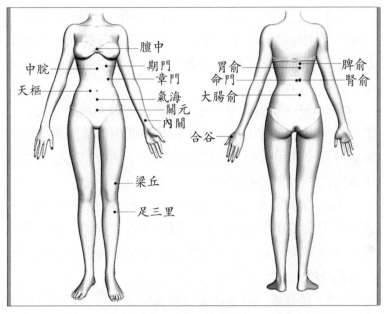

圖 5-17　胃病取穴

（2）用分腹陰陽治療 3 分鐘。

（3）用拇指按揉法按揉中脘、氣海、天樞、章門、足三里、脾俞、胃俞等穴各 1 分鐘。

（4）用雙龍推背法治療 3 分鐘。

（5）用搓法搓兩脇 1 分鐘。

（6）用掐法掐內關、合谷穴各 1 分鐘。

（7）用分掌法治療 2 分鐘。

辨證加減：

（1）寒邪犯胃證者，加①用較重的拇指端點法在脾俞、胃俞穴各治療 1 分鐘。②用掌橫摩法橫摩上腹部 3 分鐘。

（2）飲食積滯證者，加①用拇指按揉法按揉大腸俞 2 分鐘。②用推運胃脘法治療 2 分鐘。③用推脾運胃法治療 2 分鐘。④用疊掌運顫法治療 2 分鐘。⑤用金雞啄食法治療 1 分鐘。

（3）肝氣犯胃證者，加①用晨籠解罩法治療 2 分鐘。②用指環摩法在膻中穴治療 1 分鐘。③用雙脇臥滾龍法治療 2 分鐘。④用碟轉法治療 2 分鐘。⑤用拇指端點法在兩側章門穴、期門穴處治療各 1 分鐘。

（4）脾胃虛寒證者，加①用一指禪推三脘法治療 3 分鐘。②用掌按揉法按揉中脘、關元穴各 2 分鐘。③用雙抹擊掌法治療 1 分鐘。④用掌擦法橫擦腰部腎俞、命門穴，以透熱為度。

（5）疼痛劇烈者，①先在背部脾俞、胃俞穴附近壓痛點用較重的拇指端點法或三指撥法治療 2 分鐘。②用單指叩點法或五指叩點法叩點梁丘、足三里穴各 1 分鐘。

二、生活注意

（1）飲食要清潔，不可過饑過飽。要有節律，一般以少食多餐、清淡易消化的食物為宜。少食肥甘厚膩之品，忌食辛辣刺激性食物，烈性酒尤當禁忌。胃痛持續不已者，應在一定時間內進流食或半流質飲食。

（2）避免有害的情緒刺激，如沮喪、焦急、煩惱等，要保持樂觀開朗的心境。

（3）勞逸結合，既不可過勞，又不可過逸。如胃痛持續不已，疼痛較劇烈者，應臥床休息，緩解後始可下床活動。

第十四節 胃下垂

胃下垂是一種慢性疾病。一般以胃小彎弧線最低點下降至髂嵴聯線以下或十二指腸球部向左偏移時，稱胃下垂。

本病多由於經常暴飲暴食或飯後劇烈運動，脾胃損傷；或七情所傷，肝氣鬱結，橫逆犯胃，脾胃受損；進而生化之源不足，日久導致元氣虧損，中氣下陷，升舉無力而致。也可因各種原因耗傷元氣，如病後產後，氣血虧損，元氣未復，脾胃虛弱而致。

一、推拿手法（圖5-18）

基本治法：

（1）用輕柔的一指禪推法推鳩尾、上脘、中脘、下脘、天樞、氣海、關元各1分鐘。

（2）用托法，即術者四指併攏，以羅紋面著力，根據胃下垂的不同程度，自下而上托之，治療時間2分鐘。

（3）用掌環摩法以逆時針方向在腹部治療2分鐘。

（4）用分腹陰陽法治療1分鐘。

（5）用輕柔的㨰法沿脊柱兩側膀胱經治療，重點在$T_6 \sim T_{12}$的兩旁穴位，時間3分鐘。

（6）用輕柔的按揉法在脾俞、胃俞、肝俞穴治療，每穴1分鐘。

（7）用雙龍推背法治療2分鐘。

（8）用指按雙翅法治療3分鐘。

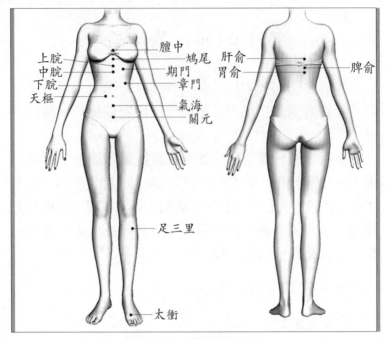

膻中
鳩尾
期門
章門
氣海
關元
上脘
中脘
下脘
天樞
足三里
太衝
肝俞
胃俞
脾俞

圖 5-18　胃下垂取穴

（9）用掌推雙翅法治療 2 分鐘。

（10）用單指托天法治療 1 分鐘。

（11）用單掌托天法治療 1 分鐘。

（12）用插肩胛法治療 2 分鐘。

辨證加減：

（1）肝氣鬱結證者，加①用拇指點法點按章門、期門、肝俞、太衝等穴各 1 分鐘。②用擦法擦兩脇肋，以透熱為度。

（2）氣血不足證者，加①用擦法直擦背部督脈，橫擦左側背部，均以透熱為度。②用拇指按揉法按揉足三里穴

1分鐘。③用拿法拿下肢外側 2 分鐘左右。

二、生活注意

（1）宜少食多餐，忌食生冷、刺激性及不易消化的食物。

（2）情志要舒暢。生活起居要有規律。

（3）胃下垂嚴重者，可用胃托幫助。

第十五節　腹　瀉

腹瀉又叫「泄瀉」，是指排便次數增多，糞便稀薄，甚至瀉出如水樣而言。一年四季均可發生，尤以夏秋兩季多見。

推拿和其他療法相比有許多優勢，對某些腹瀉，特別是慢性腹瀉可以達到治癒的目的。

一、推拿手法（圖5-19）

基本治法：

（1）用分腹陰陽法治療 2 分鐘。

（2）用指環摩法摩中脘、氣海、關元各 2 分鐘。

（3）用溫運脾胃法治療 2 分鐘左右。

（4）用拇指按揉法按揉脾俞、胃俞、大腸俞穴各 2 分鐘。

（5）用中指按法按長強穴 1 分鐘。

（6）用雙龍推背法治療 2 分鐘。

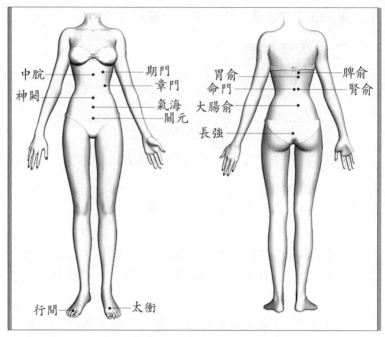

圖 5-19　腹瀉取穴

辨證加減：

（1）脾胃虛弱證者，加①用掌按揉法按揉中脘、氣海穴各 2 分鐘。②用滾繡球法治療 3 分鐘。③用掌按法按大腿內側肌肉 2 分鐘。④用揉撥脛前肌法治療 2 分鐘。

（2）脾腎陽虛證者，加①用掌按揉法按揉關元穴 5 分鐘。②用旋揉神闕法治療 2 分鐘。③用掌擦法橫擦腰部腎俞、命門穴，以透熱為度。

（3）肝氣乘脾證者，加①用晨籠解罩法治療 2 分鐘。②用消食除積法治療 1 分鐘。③用拇指端點法點按章門、期門、太衝、行間穴各 1 分鐘。④用掌搓法搓兩脇部，以

兩脇微熱為度。

二、生活注意

（1）加強體育鍛鍊，提高抗病能力。

（2）保持環境衛生，注意個人衛生，不吃不潔、腐敗變質的食物，不喝生水，養成飯前便後洗手的習慣，防止病從口入。

（3）調暢情志，生氣時暫停飲食，待緩解後再食。

（4）飲食定時定量，不可饑飽無度，少食肥甘厚膩之品。

（5）春夏兩季腹瀉應經常開窗通風，注意降溫；秋冬兩季腹瀉應注意保暖，防止受凍。

（6）腹瀉期間要流質或半流質飲食，忌食辛熱肥甘厚味。

（7）腹瀉耗傷胃氣之人，應予淡鹽湯、飯湯、米粥以養胃氣。

第十六節　便　秘

便秘即大便秘結不通，排便間隔時間延長，或雖不延長而排便困難。本病是老年人常見病。推拿治療便秘，其優勢在於標本兼治，簡單方便，可操作性強，基本不受條件限制，效果良好，甚則立竿見影。

一、推拿手法（圖5-20）

基本治法：

（1）用溫運脾胃法治療 3 分鐘。

（2）用指環摩法在中脘穴、關元、天樞穴治療，每穴 2 分鐘。

（3）用滾繡球法治療 2 分鐘。

（4）用小消氣法治療 2 分鐘。

（5）用大消氣法治療 2 分鐘。

（6）用按揉陽明三穴法治療 2 分鐘。

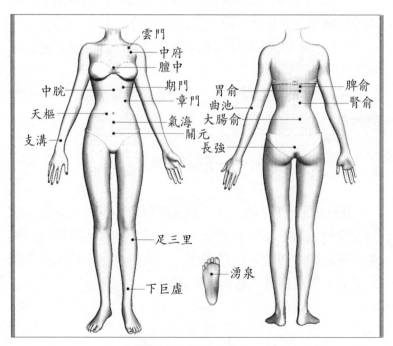

圖 5-20　便秘取穴

（7）用拇指按揉法或拇指按法在脾俞、腎俞、大腸俞穴各治療 2 分鐘。

（8）用雙龍推背法治療 2 分鐘。

（9）用搓髎點強（長強）穴法治療 2 分鐘。

辨證加減：

（1）腸燥熱證者，加①用拇指點法點足三里、支溝、曲池各 1 分鐘。②用拇指平推法從足三里開始平推到下巨虛穴為止，反覆操作 2 分鐘。

（2）氣機鬱滯證者，加①用指摩法摩膻中氣海各 1 分鐘。②用拇指按揉法按揉中府、雲門、期門、章門穴各 1 分鐘。③用臍部擠推法治療 2 分鐘。④用金雞啄食法治療 2 分鐘。

（3）氣血虧損證者，加①用一指禪推三脘法治療 3 分鐘。②用消食除積法治療 2 分鐘。③用溫腎運脾法治療 2 分鐘。④用掌擦法橫擦脾俞、胃俞穴處，以透熱為度。

（4）陰寒凝結證者，加①用疊掌運顫法治療 2 分鐘。②用溫腎運脾法治療 2 分鐘。③用小魚際擦法擦足底湧泉穴。

二、生活注意

（1）飲食上避免過度煎炒、酒類、辛辣，亦不可過食寒涼生冷之品，宜多食粗糧、蔬菜、水果，多飲水。

（2）宜多活動以助氣血運行、腸胃蠕動、大腸傳導，避免久坐少動。

（3）養成定時臨廁的習慣。

（4）保持精神舒暢，避免過度情志刺激。

（5）不可濫用瀉藥，因使用不當，反而會使便秘加重。

（6）熱病之後，由於飲食甚少而不大便的，不必急於通便，待飲食漸增，大便自能正常。

第十七節　呃　逆

呃道是指氣逆上沖，喉間呃呃連聲，聲短而頻，不能自制的一種症狀。如偶然發作、輕微的，大都不治自癒。如持續不斷，則需要治療，方能痊癒。本節所說的是持續不已的呃逆。

一、推拿手法（圖5-21）

基本治法：

患者仰臥位。

（1）用雙龍點胸法治療 2 分鐘。

（2）用掌環摩法順時針方向摩腹部 3 分鐘，以中脘穴為重點。

（3）用一指禪推法在背部膀胱經自上而下治療 6 分鐘，重點在膈俞、胃俞穴。

（4）用拇指按揉法按揉膈俞、胃俞穴各 2 分鐘。

（5）用背部擠推法治療 2 分鐘。

（6）用雙龍推背法治療 2 分鐘。

（7）用掌搓法搓背部及兩脇 1 分鐘。

（8）用順氣法治療 2 分鐘。

（9）用總收法治療 1 分鐘。

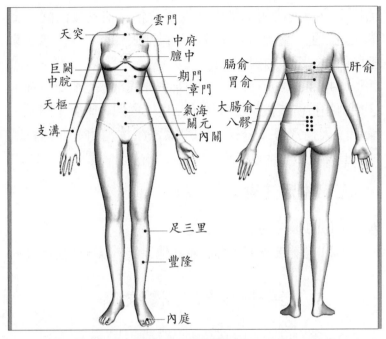

圖 5-21　呃逆取穴

辨證加減：

（1）胃中寒冷者，加①用溫運脾胃法治療 2 分鐘。②用疊掌運顫法治療 2 分鐘。③用指環摩法摩氣海穴 3 分鐘。④用擦法橫擦左側背部，以透熱為度。

（2）胃中燥熱證者，加①用拇指按揉法按揉足三里、大腸俞穴各 2 分鐘，以酸脹為度。②用拇指點法點巨闕、內庭穴各 2 分鐘。③用擦法橫擦八髎穴，以透熱為度。

（3）氣鬱痰阻證者，加①用拇指按揉法按揉中府、雲門、膻中、章門、期門、肺俞、膈俞、胃俞、肝俞穴各1分鐘，均以酸脹為度，不宜刺激太重。②用雙脇臥滾龍法

治療 2 分鐘。③用拇指點法或屈食指點法點按內關、支溝、足三里、豐隆各穴 1 分鐘，以酸脹為度。④用拿法拿上肢內側、下肢內側 3 分鐘。

（4）正氣虧虛證者，①用掌斜摩腹部法治療 2 分鐘。②用拇指按法或按揉法按揉足三里、內關、天突、關元、氣海、天樞穴各 1 分鐘。③用擦法橫擦左側背部脾胃區域，直擦督脈，均以透熱為度。

二、生活注意

（1）少食生冷、辛辣食物。
（2）情緒要安寧，專心做其他工作，以分散注意力。

第十八節　膽絞痛

膽絞痛是消化系統病症的常見症狀，經常發生在膽囊炎、膽石症的急性發作期間。多發病於中年以上，女性多於男性。由於膽管管壁痙攣或膽囊頸管部梗阻，膽汁排出受阻，膽囊急性膨脹而引起。表現為飽餐後右上腹出現陣發性疼痛，疼痛可向右肩胛骨下角處放射，伴有噁心、嘔吐等症狀。

一、推拿手法（圖5-22）

（1）用拇指點法、按法在背部壓痛點重刺激2～3分鐘。然後在膽囊穴用拇指點法、按法重刺激2～3分鐘。
（透過第一法治療，在疼痛緩解後進行下法。）
（2）在背部壓痛點平面的脊柱棘突作旋轉復位或對抗

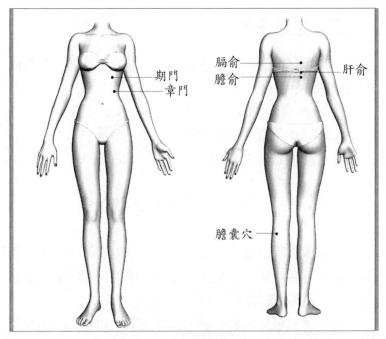

5-22　膽絞痛取穴

復位法。

（3）沿背部兩側膀胱經用揉法治療約 6 分鐘。

（4）用拇指按法按膽俞、肝俞、膈俞穴各 1 分鐘。

（5）用雙龍推背法治療 2 分鐘。

（6）用擦法在背部膀胱經治療，以透熱為度。

（7）在兩側脇肋部用擦法治療，以透熱為度。

（8）用拇指按揉法於兩側章門、期門治療各 1 分鐘，以酸脹為度。

二、生活注意

（1）飲食有節，避免暴飲暴食。少食高脂肪、高膽固醇的食物。

（2）養成良好的大便習慣。

（3）預防和治療蛔蟲病，減少膽道蟲病。

（4）加強腰背肌鍛鍊。

第十九節　結腸激惹綜合徵

結腸激惹綜合徵為功能性腹瀉，是以腸道功能性失調為主的全身性疾病，又稱為「結腸過敏」、「痙攣性結腸炎」、「結腸神經官能症」等。

發病常和精神因素有關。外界的刺激和局部因素均可誘發或加重本病，如痢疾感染和食物中毒後，濫用瀉劑和灌腸，粗纖維或生冷食物，全身感染，過度疲勞，氣候變化等。主要發病機理是結腸的運動和分泌功能異常。

一、推拿手法（圖5-23）

（1）用手掌逆時針方向摩腹部約 10 分鐘，摩腹壓力宜輕柔。

（2）用拇指按揉法按揉中脘、氣海、中極、關元、章門、期門、太衝穴各 1 分鐘。

（3）用一指禪推法沿兩側膀胱經操作 5 分鐘，自膈俞開始至大腸俞為止，重點刺激膈俞、脾俞、腎俞、大腸俞。

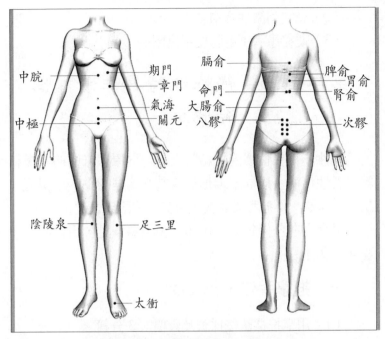

圖5-23　結腸激惹綜合徵取穴

（4）用雙龍點脊法治療5分鐘。

（5）用拇指按揉次髎、足三里、陰陵泉穴，每穴1分鐘。

（6）用小魚際橫擦脾俞、胃俞、命門、八髎穴，並擦督脈，以透熱為度。

（7）用搓法搓兩脅肋部半分鐘。

二、生活注意

（1）找出致病因素，做好解釋工作，消除患者心理負擔。

（2）忌吃刺激性食物。

（3）便秘患者不應隨便用瀉劑。

第二十節　慢性非特異性潰瘍性 結腸炎

慢性非特異性潰瘍性結腸炎是一種原因未明的直腸和結腸炎性疾病，以局部潰瘍形成為其病理特點，以腹瀉、黏液膿血便、腹痛和裏急後重為其主要臨床表現。

可發生在任何年齡，以20～30歲為多見，男性發病率稍高於女性。

一、推拿手法（圖5-24）

（1）用掌按揉法按揉臍及天樞穴3分鐘。

（2）用團摩臍部法治療5分鐘。

（3）用拇指按揉法按揉中脘、關元、氣海各1分鐘。

（4）用拿法拿腹部2分鐘。

（5）用拇指點法點內關、支溝、足三里、陰陵泉、太衝等穴各1分鐘。

（6）用一指禪推法或㨰法在兩側膀胱經治療5分鐘，從膈俞開始至大腸俞為止。

（7）用雙龍點脊法治療3分鐘。

（8）用小魚際擦法橫擦脾俞、胃俞、腎俞、命門穴及八髎穴，並擦督脈，以透熱為度。

（9）用三指按揉法按揉章門、期門穴，每穴1分鐘。

（10）搓脇肋部半分鐘。

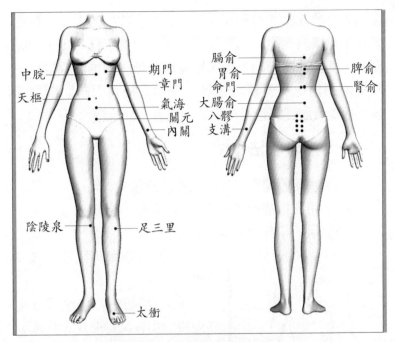

中脘　期門　章門　天樞　氣海　關元　內關　陰陵泉　足三里　太衝

膈俞　胃俞　命門　大腸俞　八髎　支溝　脾俞　腎俞

圖5-24　潰瘍性結腸炎取穴

二、生活注意

（1）食用易消化和富有營養的飲食，避免精神緊張。

（2）年過60歲或20歲以下的患者，病情往往嚴重，病死率較高，併發急性結腸擴張、肝病、低鉀血症、低蛋白血症者，預後多不良，應予注意。

第二十一節　肋間神經痛

肋間神經痛是指一根或幾根肋間神經分佈區的發作性

疼痛。原發性肋間神經痛少見。繼發性的病因大多是鄰近器官和組織的病變，如胸腔疾病（胸膜炎、肺炎、主動脈瘤）、胸椎及肋骨的外傷、腫瘤或畸形、胸椎間盤變性、肋椎關節錯位、骨質增生等。帶狀疱疹可引起肋間神經痛，疱疹後神經痛也可行推拿治療。

一、推拿手法（圖5-25）

（1）用梳脇開胸順氣法治療 3 分鐘。

（2）用拇指按揉法按揉支溝、陽陵泉各 1 分鐘。

（3）用梳摩背肋法治療3分鐘。

（4）用分背陰陽法治療 2 分鐘。

（5）用拇指按揉法按揉疼痛節段的夾脊、背俞穴 5 分鐘。

（6）用掌根按法自上而下按壓胸椎 3 分鐘。

（7）用拇指按揉法沿病變肋間隙自後向前按揉 3 分鐘。

（8）用拇指指腹沿病變肋間隙自後向前彈撥 3 分鐘。

（9）用搓法搓脇肋半分鐘。

對伴有肋椎關節錯位、胸椎間盤病變者，令患者坐位，術者施以胸椎對抗復位法。

夾脊　　　　背俞

支溝

陽陵泉

圖 5-25　肋間神經痛取穴

二、生活注意

（1）繼發性肋間神經痛的治療必須治療原發病。

（2）原發性的肋間神經痛推拿治療無效時，可採用封閉療法。

第二十二節　感　冒

感冒是指氣候寒溫失常或調攝失宜，風邪侵襲人體，以致肺衛功能失調所引起的外感病症。輕者俗稱傷風。病情較重，引起廣泛流行者，稱為流行性感冒。表現為頭痛、鼻塞、流涕、惡寒、發熱等症狀。

一、推拿手法（圖5-26）

基本治法：

（1）用畫龍點睛法治療 1 分鐘。

（2）用開天門法治療 2 分鐘。

（3）用分陰陽法治療 2 分鐘。

（4）用雙運太陽法治療 2 分鐘。

（5）用分頸陰陽法治療 2 分鐘。

（6）用分背陰陽法治療 3 分鐘。

（7）用指按雙翅法治療 3 分鐘。

（8）用掌推雙翅法治療 2 分鐘。

（9）用搓運夾脊法治療 2 分鐘。

（10）用孫猴搔抓法治療 2 分鐘。

（11）用拿法拿風池、曲池、合谷各 1 分鐘。

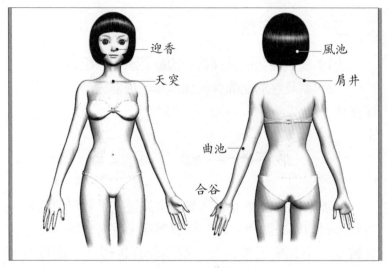

圖 5-26　感冒取穴

（12）用總收法治療1分鐘。

辨證加減：

（1）如伴有風寒症狀者，加①用雙搽肩背法治療 2 分鐘。②用開背法治療 1 分鐘。③用掃散法治療 1 分鐘。

（2）如伴有風熱症狀者，加用拿法拿肩井穴 2 分鐘。

（3）如伴有咳嗽者，加①用勾點法勾點天突 2 分鐘。②用背部直摩法治療 1 分鐘。

（4）如鼻塞嚴重者，加用拇指按揉法按揉迎香穴 2 分鐘。

二、生活注意

（1）應排除流腦、麻疹、猩紅熱、百日咳、白喉等急性傳染病後再進行推拿治療。

（2）流行性感冒高熱持續不退者，應以藥物治療為主，以防止併發症。

（3）感冒後要多喝開水，並注意休息。

（4）注意保暖，防止受涼。

（5）加強體育鍛鍊，提高正氣衛外能力。

（6）養成經常性的戶外活動習慣。

（7）保持環境衛生和個人衛生。

（8）對流行感冒患者，要做好隔離工作。

第二十三節　咳　嗽

咳嗽是肺臟疾患的主要症狀之一。咳指肺氣上逆作聲，嗽指咯吐痰液。本證有急性、慢性之分，前者為外感，後者屬內傷。

一、推拿手法（圖5-27）

基本治法：

（1）用中指按揉法按揉膻中、中府各 1 分鐘。

（2）用勾點法勾點天突 1 分鐘。

（3）用雙掌分胸法治療 2 分鐘。

（4）用雙搽肩背法治療 2 分鐘。

（5）用提拿夾脊法治療 2 分鐘。

（6）用一指禪推法推身柱、大杼、風門、肺俞各 1 分鐘。

（7）用拇指雙揉一線法治療 2 分鐘。

（8）用指按雙翅法治療 3 分鐘。

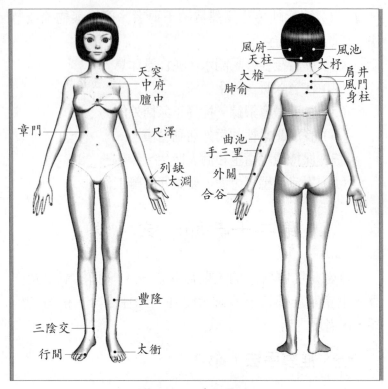

圖 5-27　咳嗽取穴

（9）用掌推雙翅法治療 1 分鐘。

（10）用揉拿手三陰法治療 3 分鐘。

（11）用推前臂三陰法治療 3 分鐘。

（12）用拇指點法點按尺澤、太淵、列缺、外關、合谷各半分鐘。

（13）用肩背部雙手合十擊法治療 1 分鐘。

辨證加減：

（1）風寒咳嗽者，加①用拇指點法點按風池、風府各

半分鐘。②用拿法拿肩井 1 分鐘。③用擦法擦背部膀胱經，以透熱為度。

（2）風熱咳嗽者，加①用拇指推法推大椎、肺俞及背部壓痛點各 1 分鐘。②用拇指按揉法按揉曲池、合谷各 1 分鐘。③用拿法拿肩井1分鐘。

（3）濕痰咳嗽者，加①用拇指按揉法按揉手三里、豐隆各 1 分鐘。②用搓法搓脇肋部 1 分鐘。③用拇指點法點按章門穴 1 分鐘。

（4）痰火咳嗽者，加①用一指禪推法在天柱、肩井穴處治療各 1 分鐘。②用拇指點法點按太衝、行間、三陰交各 1 分鐘。

二、生活注意

（1）注意休息，加強體格鍛鍊，增強耐寒能力以預防上呼吸道感染。

（2）改善環境衛生，減少空氣污染，戒菸。

第二十四節　哮　喘

哮喘以呼吸急促、喘鳴有聲、甚至張口抬肩、難以平臥為特徵。

一、推拿手法（圖5-28）

面及頸部操作：

（1）用拇指推法推橋弓穴，先推一側橋弓穴，自上而下 20～30 次，再推另一側橋弓穴。

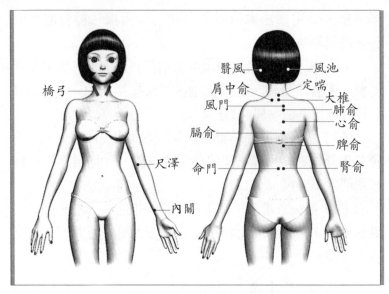

圖 5-28　哮喘取穴

（2）用分陰陽法治療 2 分鐘。

（3）用掃散法治療 1 分鐘。

（4）用五指拿頭法治療 2 分鐘。

軀幹部操作：

（1）用晨籠解罩法治療 2 分鐘。

（2）用雙龍點胸法治療 2 分鐘。

（3）用拇指雙揉一線法治療 3 分鐘。

（4）用雙龍推背法治療 2 分鐘。

（5）用指按雙翅法治療 3 分鐘。

（6）用掌推雙翅法治療 2 分鐘。

（7）用擦法直擦大椎到腰骶部的督脈部位，以透熱為
度。

上肢操作：

（1）用揉手三陰法治療 2 分鐘。

（2）用推前臂三陰法治療 3 分鐘。

（3）用搓法搓上肢半分鐘。

（4）用抖法抖上肢半分鐘。

重複頭面部操作，結束治療。

辨證加減：

（1）風寒襲肺證者，加①用擦法直擦背部膀胱經，以透熱為度。②用一指禪推法或屈指推法在背部兩側風池、肺俞、膈俞治療各兩分鐘。

（2）風熱犯肺證者，加①用擦法直擦背部膀胱經，以透熱為度。②用三指拿法或按揉法在頸椎兩側治療 3 分鐘。

（3）痰濁阻肺證者，加①用擦法橫擦左側背部，以透熱為度。②用拇指按法按尺澤、內關穴各 1 分鐘，以酸脹為度。

（4）肺虛證者，加①用輕柔的一指禪推法或拇指按揉法在肺俞、脾俞、腎俞治療，每穴 1 分鐘。②用背部直摩法治療 2 分鐘。③用擦法重點橫擦前胸上部及背部心俞、肺俞區域，均以透熱為度。

（5）腎虛證者，加①用拇指按揉法按揉兩側翳風、腎俞、肺俞穴各 1 分鐘，手法要輕柔，切忌刺激太重。②用擦法直擦背部督脈及橫擦腰部腎俞、命門，均以透熱為度。

（6）哮喘發作較甚者：用一指禪推法或按揉法，在兩側定喘、風門、肺俞、肩中俞治療，每穴各 2 分鐘，開始

時用輕柔的手法，以後逐漸加重，以患者有明顯的酸脹感為度。在哮喘緩解後再辨證施治。

二、生活注意

（1）忌酒、油膩、辛辣等刺激性食物。
（2）怡情悅志，避免不良情志刺激。
（3）不宜單獨進行推拿治療。

第二十五節　痹　證

凡人體肌表經絡遭受風寒濕邪侵襲後，氣血運行不暢，引起筋骨、肌肉、關節等處的疼痛、酸楚、重著、麻木和關節腫大、屈伸不利等症，統稱為痹證。

臨床上分為風寒溫痹和熱痹。

一、推拿手法

關節痹證：

（1）在病變關節周圍用攘法治療，若病變關節較小則用一指禪推法治療，同時配合該關節的功能活動，時間 1 分鐘。

（2）用掌按揉法或拇指按揉法按揉病變關節周圍穴位，以酸脹為度，時間 8 分鐘。

（3）病變關節較大者，用搓法治療 1 分鐘；關節較小者，用捻法治療 1 分鐘，用喜鵲搭橋法治療 2 分鐘。

（4）在關節周圍用擦法治療，以透熱為度。

（5）關節活動受阻者，用搖法施於該關節 2 分鐘。

（6）在患側用搓法治療半分鐘。

（7）在患側用抖法治療半分鐘。

肌肉痹證：

（1）用掌按揉法或拇指按揉法按揉患部及其周圍的穴位 12 分鐘。

（2）用㨎法在患部及其周圍治療 10 分鐘。

（3）在患部用擦法治療，以透熱為度。

（4）肌膚麻木不仁者用拍擊法治療 1 分鐘。

熱痹：

（1）用一指禪推法或㨎法在患部周圍治療，逐漸移到病變關節，手法宜輕快而柔和，時間 10 分鐘。

（2）在患部周圍用輕快的拿法治療，時間 8 分鐘。

（3）用拇指按揉法按揉患部周圍腧穴 5 分鐘，以微有酸脹為度。

（4）用搓法搓揉患部 1 分鐘。

（5）對病變關節作緩慢的小幅度的搖法 1 分鐘。

二、生活注意

（1）凡風寒痹證，疼痛劇烈，或肌膚麻木者均可在手法治療後加用熱敷。

（2）注意保暖，避免著涼受寒。

（3）平時要作適宜的活動，不宜過度疲勞。

（4）忌食生冷寒涼食物。

第二十七節　格林─巴利綜合徵後遺症

格林-巴利綜合徵又稱「急性感染性多發性神經炎」、「急性多發性神經根神經炎」，是一種急性起病的以周圍神經及腦神經損害伴腦脊液中蛋白細胞分離為特徵的綜合徵，比較常見，任何年齡均可發生，四季皆有。表現為起病急，下肢無力，四肢麻木、疼痛等。

一、推拿手法（圖5-29）

（1）用一指禪推法或拇指按揉法在風池及頸項兩側治療 3 分鐘。

（2）用㨰法或拿法施於上、下肢的後內側，先治療一側，再治療對側，治療時間 8 分鐘。

（3）用雙龍點脊法治療 3 分鐘。

（4）用擦法擦背部膀胱經第一側線，以透熱為度。

（5）以一指禪推法或拇指按揉法在印堂、太陽、頰車、下關、迎香、地倉等穴治療各半分鐘。

（6）用大魚際揉法在額部、面頰等部位治療 2 分鐘。

（7）用㨰法或拿法在上肢前側和外側治療，以前臂為重點，時間 3 分鐘。

（8）用拇指按揉法按揉曲池、手三里、合谷、內關等穴各半分鐘。

（9）用㨰法施於腕部、手掌、手背和手指，配合腕的屈伸和手指的運動，治療時間 3 分鐘。

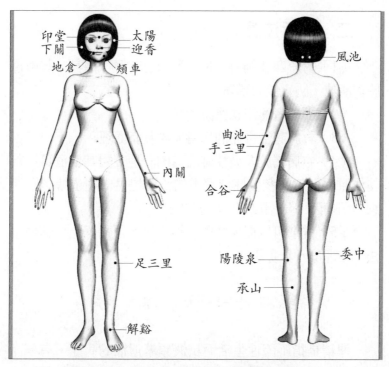

圖 5-29　格林—巴利綜合徵後遺症取穴

（10）搓上肢 1 分鐘。

（11）捻手指 2 分鐘。

（12）用㨰法或拿法在下肢的前側和外側及足背治療，以小腿為重點，配合足的背伸和蹠屈，時間 3 分鐘。

（13）用拇指撥法撥足三里、陽陵泉、解谿等穴各 1 分鐘。

（14）被動活動膝關節半分鐘。

（15）用拿法拿委中、承山各 1 分鐘。

（16）搓下肢 1 分鐘。

二、生活注意

（1）對於四肢無力、長期臥床者，應多翻身，肢體置於功能位，防止肢體攣縮。

（2）面癱者應注意保護角膜。

（3）對於有合併症的患者，應及時處理。

（4）本病屬於多發性神經炎的一種，對其治療可以為其他原因引起的多發性神經炎的治療提供一些依據，應注意判明病因，早期以病因治療為主。

（5）推拿可以促進肢體功能康復，但最好結合其他療法，如理療、針灸等。

第二十七節　遺　精

遺精是指不因性生活而精液頻繁遺泄的病症。有夢而遺精者，稱為「夢遺」；無夢而遺精，甚至清醒時精液流出者，稱為「滑精」。夢遺和滑精都是遺精，只是輕重不同而已，前者較輕，後者較重。

正常成年未婚男子，或婚後夫妻分居者，都會在睡覺中不自覺地發生遺精現象，通常有夢境，每月遺精 1～2 次，次日並無不適感覺或其他症狀，屬於生理現象，用不著大驚小怪。若遺精次數頻繁，每週 2 次以上，或已婚男子不因性生活而排精，多在睡眠中發生，每週超過 1 次以上，並伴有全身不適症狀，則屬病理現象，應進行診治。

推拿能夠調整大腦中樞神經系統的功能，緩解改善精神緊張、焦慮引起的大腦皮層紊亂，補腎固精，是治療本

病的良好方法。

一、推拿手法（圖5-30）

（1）用掌按揉法在神闕穴處治療 3 分鐘。

（2）用掌環摩法摩小腹部 3 分鐘。

（3）用三指按揉法按揉曲池、內關、神門、氣海、關元、中極穴，每穴 2 分鐘。

（4）用拇指按揉法按揉腎俞、三焦俞、膀胱俞、脾俞、命門穴，每穴 2 分鐘。

（5）用疊掌按腰法治療 2 分鐘。

（6）用抹背擊掌法治療 1 分鐘。

（7）用擦腰溫腎法治療。

（8）用拇指按揉法按揉三陰交、太谿、足三里、陰陵泉、湧泉、合谷穴各 1 分鐘。

（9）用拿足三陰法治療 3 分鐘。

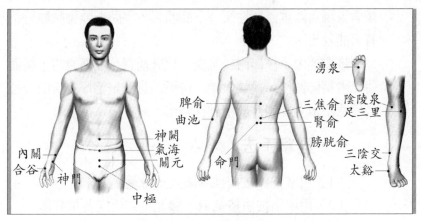

圖 5-30　遺精取穴

二、生活注意

（1）飲食有節，少食辛辣刺激性食品，如酒、咖啡等。少食肥甘厚膩之品，如油炸之品、肥肉等。

（2）起居有節，節制性慾，戒除手淫，夜晚進食不宜過飽。

（3）內褲保持清潔，不宜過緊。

（4）避免過度精神緊張，要勞逸結合，適量參加體力勞動。

（5）清心寡慾，注意力轉移到工作和學習之中。

第二十八節　陽　痿

陽痿是指男子陰莖不能勃起或勃起不堅，因而難以獲得性交成功的一種疾病，又叫性無能。一般分為器質性陽痿和精神性陽痿，前者表現為陰莖在任何情況下都不能勃起，而後者表現為陰莖僅在性交時不能勃起，平時或睡覺狀態時都有可能勃起。

推拿經由手法作用於肌表，疏肝補腎，理筋通絡，從而使患者精神轉佳，銳氣大增，房事滿意，是治療本病的一種較好療法，尤其適合於精神性陽痿。

一、推拿手法（圖5-31）

（1）用掌按揉法按揉神闕穴3分鐘。

（2）用中指按法按氣海、關元、中極穴各1分鐘。

（3）用掌環摩法摩小腹部5分鐘。

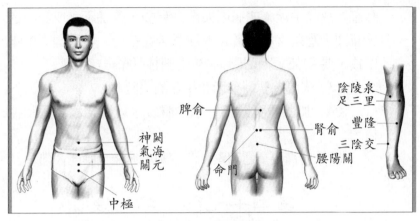

圖 5-31　陽痿取穴

（4）用疊掌運顫法治療 1 分鐘。

（5）用三指按揉法按揉脾俞、腎俞、命門、腰陽關穴各 1 分鐘。

（6）用疊掌按腰法治療 1 分鐘。

（7）用抹背擊掌法治療 1 分鐘。

（8）用擦腰溫腎法治療。

（9）用拇指按法按三陰交、陰陵泉、足三里、豐隆穴各2 分鐘。

（10）用拿足三陰法治療 3 分鐘。

二、生活注意

（1）要樹立堅定的康復信心，陽痿大多數屬精神性陽痿及功能性陽痿，經過適當的治療，一般是可以得到恢復的。

（2）針對病因調理，如病因與恣情縱慾有關，應清心

寡慾，戒除手淫。如病因與全身衰弱，營養不良或身心過勞有關，應適當增加營養或注意勞逸結合。如因醇酒厚味所致，要多吃蔬菜瓜果類，少吃肥甘厚味辛辣之品。

（3）夫妻要暫時分床和相互關懷體貼。

（4）加強體育鍛鍊，增強體質，培養樂觀和開朗性格。

（5）內褲要寬鬆清潔，減少刺激，避免陰部太熱。

第二十九節　早　洩

早洩是指性交時間極短即行排精，甚至性交前即泄精的病症。早洩嚴重者可以導致陽痿，陽痿又常伴有早洩，治療上可以相互參考。

推拿往往是治療非器質性病變引起早洩的首選療法，臨床療效顯著。

一、推拿手法（圖5-32）

（1）用掌摩法摩小腹部 5 分鐘。

（2）用三指按揉法按揉氣海、關元、中極穴各 1 分鐘。

（3）用掌按揉法按揉氣海穴 3 分鐘左右。

（4）用拇指按揉法按揉脾俞、腎俞、命門、腰陽關穴各 1 分鐘。

（5）用疊掌按腰法治療 1 分鐘。

（6）用抹背擊掌法治療 1 分鐘。

（7）用擦腰溫腎法治療。

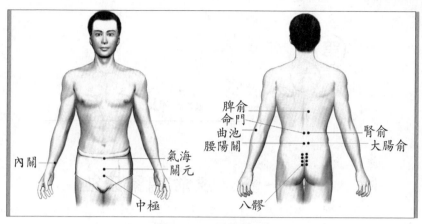

脾俞
命門
曲池
腰陽關
腎俞
大腸俞
內關
氣海
關元
中極
八髎

圖 5-32　早泄取穴

（8）用虛掌拍法輕拍八髎穴 1 分鐘。

（9）用拇指按揉法按揉內關、曲池穴 2 分鐘。

（10）用拿足三陰法治療 3 分鐘。

二、生活注意

（1）加強心理調節，不要自卑、焦慮，要自信早洩能夠控制。

（2）治療期間，夫妻要暫時分居，相互關懷。

（3）積極參加體育鍛鍊，增強體質。

（4）戒除手淫惡習及導致該病的其他不良行為。

（5）創造舒適安寧的睡眠環境。

第六章　婦科疾病

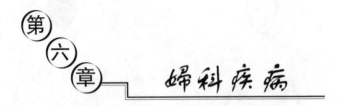

第一節　經前期緊張症

經前期緊張症是指女性在月經來潮前數天內出現精神異常等一些症狀，行經後消失，而又反覆發作者。

本病多由於心血不足或肝鬱火旺或痰氣鬱結等因素導致。現代醫學認為多由於排卵後黃體期縮短、孕激素分泌減少、雌激素相對過多而引起。主要表現為精神緊張、壓抑、失眠、多夢、頭痛、腹脹、倦怠無力、乳房脹痛、小便量少、容易感冒、聲音嘶啞。

一、推拿手法 （圖6-1）

（1）用中指分抹前額、眼眶 5 分鐘。
（2）用拇指按揉法按揉太陽穴 1 分鐘。
（3）用掃散法在側頭部交替治療 1 分鐘。
（4）用拿法拿頭部 2 分鐘。
（5）用掌橫摩法橫摩兩脇部，以局部微熱為度。
（6）用拇指按揉法按揉勞宮穴 3 分鐘。

辨證加減：

（1）心血不足證，加①用拇指按揉法按揉肝俞、脾

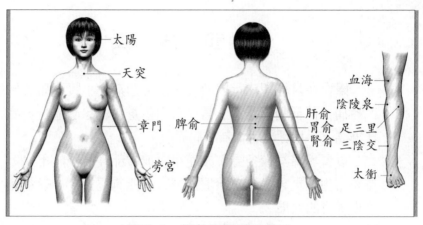

圖6-1 經前期緊張症取穴

俞、胃俞等穴,每穴各2分鐘。②用拇指撥法撥足三里穴1分鐘。

（2）肝鬱火旺證,加①用五指叩點法或單指叩點法叩點血海穴1分鐘。②拇指點法點按太衝穴1分鐘左右,用力大小以穴位局部微有酸脹感為度。③用拇指按揉法按揉章門、三陰交穴各2分鐘。

（3）痰氣鬱結證,加①用勾點法勾點天突穴1分鐘左右。②用拇指按揉法按揉陰陵泉、三陰交穴各2分鐘。

二、生活注意

（1）要在月經前精神放鬆,避免過度精神緊張。

（2）適當參加體育鍛鍊,勞逸要適度。

（3）要少鹽飲食。

（4）要學習和瞭解一些女性生理知識。

第二節　痛　經

　　婦女在月經期或行經前後，出現週期性小腹疼痛及腰部疼痛，甚至劇痛難忍，常伴有面色蒼白、噁心嘔吐、冷汗淋漓、手足厥冷者稱為「痛經」。

　　以青年婦女較多見。如僅小腹或腰部輕微脹痛不適，屬正常生理現象。推拿治療痛經只要能夠堅持，一般都能獲得滿意的效果。

一、推拿手法 （圖6-2）

基本治法：

　　（1）用掌環摩法按順時針方向在小腹部治療 5 分鐘

　　（2）用三指按揉法在氣海、關元穴處治療，每穴 2 分鐘。

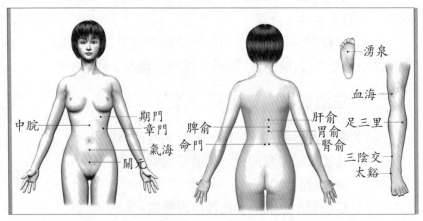

中脘　期門　章門　氣海　關元　脾俞　命門　肝俞　胃俞　腎俞　湧泉　血海　足三里　三陰交　太谿

圖6-2　痛經取穴

（3）用疊掌按腰法治療 2 分鐘。

（4）用抹背擊掌法治療 1 分鐘。

（5）用掌按揉法在腎俞、八髎穴處各治療 3 分鐘。

（6）在骶部八髎穴用搓法治療，以透熱為度。

（7）用夾按小腿法治療 2 分鐘。

辨證加減：

（1）氣滯血瘀證者，加①用拇指按揉法按揉章門、期門穴各 1 分鐘。②用溫腎消氣法治療 2 分鐘。③用五指叩點法或單指叩點法叩點血海穴 1 分鐘。④用拇指按揉法按揉三陰交穴 2 分鐘。

（2）寒濕凝滯證者，加①用掌擦法橫擦腰部腎俞、命門，以透熱為度。②用五指叩點法或單指叩點法叩點血海穴 1 分鐘。③用拇指按揉法按揉三陰交穴 2 分鐘。

（3）氣血虛弱證者，加①用掌按揉法按揉中脘穴 3 分鐘。②用拇指按揉法按揉脾俞、胃俞等穴，每穴 2 分鐘。③用拇指撥法撥足三里穴 1 分鐘。

（4）肝腎虛損證者，加①用掌擦法橫擦腰部腎俞、命門穴，以透熱為度。②用拇指按揉法按揉太谿穴 2 分鐘。③用拇指按揉法按揉肝俞、腎俞等穴，每穴 2 分鐘。④用小魚際擦法擦湧泉穴，以透熱為度。

二、生活注意

（1）經期注意保暖，避免寒冷。

（2）經期注意調理飲食，忌食寒涼生冷食品。

（3）經期避免房事，注意經期衛生，適當休息不要過度疲勞。

（4）情緒要安寧，避免暴怒、憂鬱、精神緊張等不良精神刺激。

（5）月經期一般不做推拿治療。

（6）對於其他的疾病引起的痛經必須治療原發病。

第三節　月經不調

月經不調是指女性月經的週期、經期、經色、經質等發生異常並伴有其他症狀的一種疾病，又稱為「經血不調」，包括月經先期、月經後期、月經先後不定期、月經過少、月經過多等症。

月經先期是指月經週期提前 8～9 天，甚至一月兩至者。月經後期是指月經週期延後 8～9 天，甚至四、五十日一次者。月經先後無定期是指月經不按週期來潮，或提前或延後七天以上者。

一、推拿手法（圖6-3）

基本治法：

（1）用三指按揉法按揉氣海、關元、中極等穴，每穴2分鐘。

（2）用手掌掌面摩小腹部 5 分鐘。

（3）用拇指按揉法按揉肝俞、脾俞、腎俞等穴，每穴1分鐘。

（4）用疊掌按腰法治療 2 分鐘。

（5）用抹背擊掌法治療 1 分鐘。

（6）用夾按小腿法治療 2 分鐘。

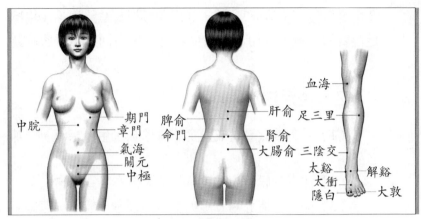

圖6-3　月經不調取穴

（7）用拇指按揉法按揉三陰交、太谿各 1 分鐘。

（8）單指叩點法叩點太衝穴 1 分鐘。

辨證加減：

（1）血熱證者，加①用拇指按揉法按揉大腸俞 2 分鐘。②用五指叩點法或單指叩點法叩點血海穴 1 分鐘。③用拇指按揉法按揉解谿穴約 1 分鐘。④用掐法掐隱白、大敦穴各 1 分鐘。

（2）血寒證者，加①用手掌掌面按揉臍部 3 分鐘。②用溫腎暖宮法治療 2 分鐘。③用擦腰溫腎法治療。

（3）氣血虛證者，加①用手掌掌面按揉中脘穴、氣海穴各 3 分鐘。②用拇指撥法撥足三里穴 1 分鐘。③用掌搓法搓背部脾胃處 2 分鐘。

（4）肝鬱證者，加①用拇指按揉法按揉章門、期門穴，每穴 1 分鐘。②用溫腎消氣法治療 2 分鐘。

（5）腎虛證者，加①用掌按揉法按揉關元穴 2 分鐘。

②用溫腎暖宮法治療2分鐘。③用擦腰溫腎法治療。④用擦足溫腎法治療。⑤用掌擦法橫擦腎俞、命門穴，以透熱為度。

二、生活注意

（1）避免暴飲暴食或過食肥甘厚味、生冷寒涼、辛辣之品。

（2）注意氣候變化，避免著涼，但亦不宜過熱。

（3）保持心情舒暢，避免生氣、憂鬱、惱怒、悲傷、恐懼等。

（4）不宜過度疲勞，避免房事過度。

（5）注意避孕，以免流產損傷沖任及腎氣。

（6）推拿宜在經期前後進行，推拿時動作不宜粗暴。

（7）對器質性病變引起的月經不調者，還需要配合其他治療方法，以提高療效。

第四節　閉　經

發育正常的女子，年齡在14歲左右月經應按期來潮，如超過18周歲尚未來潮或已行經而又中斷達三個月以上者，稱為「閉經」。如超過18周歲尚未來潮，稱為「原發性閉經」。如已行經而又中斷達三個月以上者，稱為「繼發性閉經」。妊娠期、哺乳期暫時的停經，絕經期的絕經或有些少女初潮後，一段時間內有停經現象等，均屬生理現象，不作閉經而論。

推拿治療本病，一般經過三個月治療常能見效，如能

經過半年至一年的治療，療效更佳。

一、推拿手法（圖6-4）

基本治法：

（1）用掌環摩法逆時針方向在小腹部治療，時間治療6分鐘。

（2）用拇指按揉法按揉關元、氣海、肝俞、脾俞、腎俞、志室等穴各1分鐘。

（3）用溫腎消氣法治療2分鐘。

（4）用掌揉法在腰部脊柱兩旁治療2分鐘。

（5）用疊掌按腰法治療2分鐘。

（6）用五指叩點法叩點血海穴1分鐘。

（7）用拇指撥法撥足三里穴1分鐘。

（8）拇指按揉三陰交穴2分鐘。

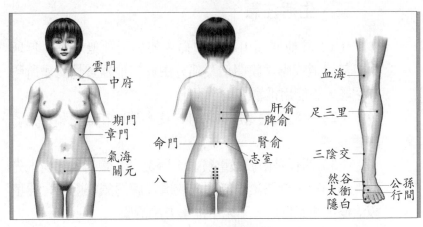

圖6-4　閉經取穴

辨證加減：

（1）肝腎不足證、氣血虛弱證者，加①用三指按揉法按揉前胸的中府、雲門穴各 1 分鐘。②用掌擦法橫擦腰部的腎俞、命門穴，以透熱為度。③用掌搓法斜搓小腹兩側，以局部微熱為度。

（2）肝氣鬱結證者，加①拇指按揉法按揉行間穴 2 分鐘，用力大小以穴位處感覺酸脹為度。②用單指叩點法叩點太衝穴 1 分鐘左右。③用中指按揉法按揉章門、期門穴處各 2 分鐘。④用掌搓法斜搓兩脇，以局部微熱為度。

（3）寒凝血瘀證者，加①用溫腎暖宮法治療 2 分鐘。②用搓膠點強法治療 2 分鐘。③用拇指點法點按然谷、公孫、隱白等穴各 1 分鐘。④用拿足三陰法治療 2 分鐘。

（4）痰濕阻滯證者，加①用三指按揉法按揉八髎穴，以微有酸脹感為度。②用掌搓法橫搓腰骶部，以局部微熱為度。③用虛掌拍法輕拍腰骶部 1 分鐘。

二、生活注意

（1）其他原因引起的閉經，如先天性無子宮、無卵巢、無陰道或處女膜閉鎖及部分由於其他器質性病變所致的閉經，不能用推拿方法治療。

（2）平時要儘量放鬆精神，使心理處在愉快和鬆弛的狀態。

（3）閉經是由於嚴重貧血、腎炎、心臟病、腫瘤、先天性無子宮、無卵巢、無陰道或處女膜閉鎖等引起，要積極治療這些原發病，不能用推拿方法治療。

（4）平時可以配合應用中成藥八珍益母丸、通經甘露

丸。

第五節　女性不孕症

女性不孕症是指女性婚後夫婦同居三年以上，未避孕而不受孕者；或曾生育或流產後三年以上，未避孕而不再受孕，而不受孕又排除男方的原因者。前者稱為「原發性不孕」，後者稱為「繼發性不孕」。

一、推拿手法（圖6-5）

基本治法：

（1）用掌按揉法按揉小腹部 5 分鐘。

（2）用三指按揉法按揉氣海、關元、中極、子宮、期門、章門、子戶等穴，每穴 2 分鐘。

（3）用拇指按揉法按揉三陰交、復溜等穴各 2 分鐘。

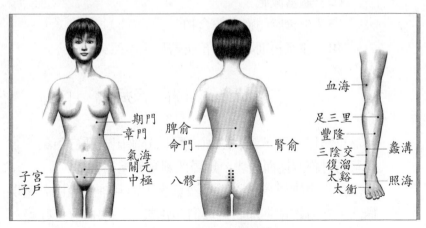

圖 6-5　女性不孕症取穴

（4）用五指叩點法叩點血海穴 1 分鐘。

（5）用掌擦法橫擦腎俞、命門穴，以透熱為度。

（6）用掌搓法搓八髎穴，以透熱為度。

辨證加減：

（1）腎虛不孕症者，用拇指按揉法按揉命門、太谿、照海等穴各 2 分鐘。

（2）肝鬱不孕症者，加①用拇指點法點按蠡溝穴 2 分鐘。②單指叩點法叩點太衝穴 1 分鐘，用力大小以穴位局部微有酸脹感為度。③用掌環摩法摩腹部 5 分鐘。

（3）痰濕不孕症者，加①用拇指按揉法按揉脾俞穴 2 分鐘。②用拇指撥法撥足三里、豐隆等穴各 2 分鐘。

二、生活注意

（1）要心情舒暢，避免生氣、惱怒、憂愁、思慮過度。

（2）適當減肥。

（3）少食脂肪過多的食物。

（4）注意經期衛生，預防婦科手術感染。

第六節　帶下病

正常情況下，婦女陰道內可以分泌出一種白色黏液，其量隨月經週期而改變，無局部刺激者稱為帶下。

在月經排淨後，陰道排液量少，而且排液色白，呈現糊狀。在月經中期即將排卵時，由於宮頸腺體分泌旺盛，白帶增多、透明，質微黏呈蛋清樣。排卵2～3天後，陰道

排液變渾濁，質黏稠而量少。行經前後，因盆腔充血，陰道黏膜滲出物增加，白帶往往增多。

一、推拿手法（圖6-6）

基本治法：

（1）用拇指按揉法按揉氣海、關元穴，每穴 2 分鐘。

（2）用掌環摩法摩小腹部 5 分鐘。

（3）用疊掌按腰法治療 2 分鐘。

（4）用抹背擊掌法治療 2 分鐘。

（5）用拇指按揉法按揉陰陵泉、三陰交等穴各 2 分鐘。

（6）用單指叩點法叩點血海穴 1 分鐘。

（7）用拇指撥法撥足三里穴 2 分鐘。

辨證加減：

（1）脾虛證加①用拇指按揉法按揉中脘、脾俞、腎俞穴，每穴 2 分鐘。②用掌環摩法摩整個腹部 2 分鐘。③用

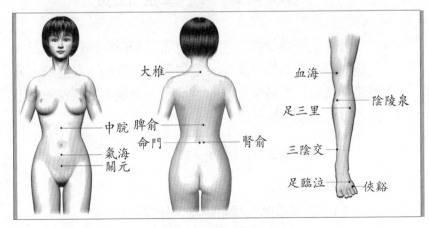

圖 6-6　帶下病取穴

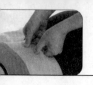

指斜摩腹部法治療 2 分鐘。

（2）腎虛證加①用一手的手掌橫擦腎俞、命門穴，以被推拿的部位溫熱為度。②用搓髎點強法治療 2 分鐘。③用擦足溫腎法治療。

（3）濕毒證加①用拇指按揉法按揉大椎穴 2 分鐘。②用拇指點法點按足臨泣穴、俠谿穴各 2 分鐘。

二、生活注意

（1）白帶中若帶有膿血和腥臭味，要加以足夠的重視，認真檢查，排除惡性病變，以免耽誤病情。因為癌症是絕對不能推拿的。

（2）忌食生冷食物，經常保持外陰部清潔。

（3）平時要注意保暖，可以用熱水袋熱敷小腹部、腰骶部和足底部。

第八節　慢性盆腔炎

慢性盆腔炎是指女性內生殖器官和周圍結締組織以及盆腔腹膜發炎的慢性炎症。是婦科的常見病、難治病，當機體抵抗力低下時可引起急性發作。炎症可局限在一個部位，也可波及幾個部位。

一、推拿手法（圖6-7）

基本治法：

（1）用掌橫摩法摩小腹部 3 分鐘。

（2）用掌揉法揉神闕穴 3 分鐘。

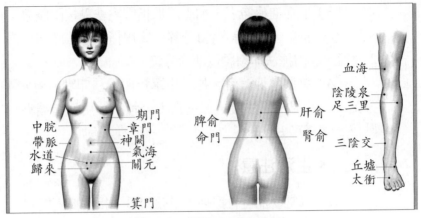

圖 6-7　慢性盆腔炎取穴

（3）用拇指按揉法按揉章門、期門、中脘、氣海、關元、帶脈、水道、肝俞、脾俞等穴各 1 分鐘。

（4）用五指叩點法叩點箕門穴 1 分鐘。

（5）用疊掌按腰法治療 2 分鐘。

（6）用抹背法治療 1 分鐘。

（7）用搓髎點強法治療 2 分鐘。

（8）用掌擦法橫擦命門、腎俞穴，以透熱為度。

辨證加減：

（1）肝鬱濕熱證者，加①用拇指點法點按三陰交、丘墟、太衝穴，每穴 1 分鐘。②用五指叩點法叩點血海穴 1 分鐘。③用虛掌拍法輕拍骶髂部半分鐘。

（2）血虛寒濕證者，加①用單指托天法治療 1 分鐘。②用拇指端點法點按三陰交 1 分鐘。③用五指叩點法叩點血海穴 1 分鐘。④用拇指撥法撥足三里穴 1 分鐘。⑤用指環摩法摩歸來穴 2 分鐘。

（3）氣滯血瘀證者，加①用拇指端點法點按陰陵泉、三陰交、丘墟、太衝等穴各1分鐘。②用指環摩法摩歸來穴2分鐘。③用捶法叩擊腰骶部半分鐘。

（4）癥瘕包塊證者，加①用單指叩點法叩點血海穴1分鐘。②用拇指撥法撥足三里穴1分鐘。③用拇指端點法點按三陰交穴1分鐘。

二、生活注意

（1）適當參加體育鍛鍊，增強體質，提高抗病能力。

（2）本病病情較頑固，難以迅速徹底根治，患者精神負擔較重，所以要鼓勵患者樹立戰勝疾病的信心。

（3）勞逸適度，避免過勞。

第八節　缺　乳

缺乳是指產後乳汁分泌不足，不能滿足嬰兒生長發育的需要，或產後乳汗分泌甚少乃至全無。不僅出現在產後二、三天至半個月內，整個哺乳期均可出現，以新產婦發生缺乳最常見。

在產後一週內，由於分娩失血，氣血耗損，出現暫時的乳汁缺少為正常生理現象，當機體氣血恢復後，乳汗會很快充盈並泌出。

一、推拿手法（圖6-8）

基本治法：

（1）用中指揉法在乳房及周圍的乳根、天谿、食竇、

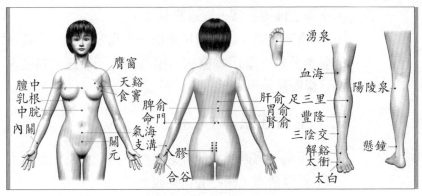

圖6-8　缺乳取穴

膺窗、膻中穴治療，約8分鐘。

（2）用掌振法在乳房上部或兩側治療2分鐘。

（3）用拇指按揉法按揉中脘、氣海、關元穴，每穴2分鐘。

（4）用溫運胃脘法治療3分鐘。

（5）用掌環摩法摩下腹部3分鐘。

（6）用一指禪推法或拇指按揉法在肝俞、脾俞、胃俞、腎俞、命門穴治療，每穴2分鐘。

（7）用小魚際擦法擦背部督脈經和背部膀胱經第一、二側線，以透熱為度。

辨證加減：

（1）氣血虧虛者，加①用拇指按法按內關、合谷、血海、足三里、懸鐘、三陰交、太衝各半分鐘。②捏脊5分鐘。

（2）肝鬱氣滯者，加①用拇指按法按肝俞、陽陵泉、懸鐘、三陰交、太衝穴各半分鐘。②用小魚際擦法擦湧

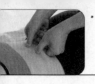

泉，用掌擦法橫擦八髎，以透熱為度。

（3）痰氣壅阻：①用拇指按法按支溝、豐隆、解谿、太白穴各半分鐘。②用掌擦法橫擦八髎穴，以透熱為度。③用擦足溫腎法治療1分鐘。

二、生活注意

（1）避免憂慮過度和精神緊張。

（2）調攝情志，保持心情樂觀。

（3）勞逸要適度。

（4）保持充足睡眠。

第九節　乳腺增生

乳腺增生是與內分泌相關的非炎症、非腫瘤的腺內組織增生性疾病。

臨床上以乳房部出現脹滿疼痛，疼痛時輕時重，腫塊隱結於乳房內部不易被發現為特點。是青中年女性的常見病和多發病，病程較長，少數病例可發生癌變。

一、推拿 手法 （圖6-9）

基本治法：

（1）用中指揉法揉乳根穴 1 分鐘。

（2）用指環摩法摩膻中穴 1 分鐘。

（3）用拇指按揉法按揉中脘、天樞、氣海穴，每穴 2 分鐘。

（4）用溫運脾胃法治療 3 分鐘。

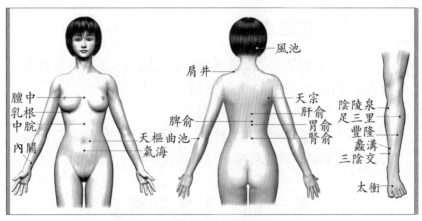

圖 6-9　乳腺增生症取穴

（5）用掌環摩法摩下腹部 2 分鐘。

（6）用一指禪推法沿背部膀胱經第一、二側線治療 5 分鐘。

（7）用拇指按揉法按揉肝俞、脾俞、胃俞穴各 1 分鐘。

（8）用拿法拿風池、拿頸部肌肉、拿肩井各 5 分鐘。

（9）用拇指點法點按天宗、曲池、內關各 1 分鐘。

辨證加減：

（1）肝鬱痰凝者，加①用拇指按法按三陰交 3 分鐘。②用拇指點法點按壓陰陵泉、蠡溝、太衝穴，每穴 1 分鐘。

（2）沖任失調者，加①用雙龍點腎法治療 1 分鐘。②用拇指按揉法按揉腎俞、豐隆、足三里、三陰交各半分鐘。③用掌擦法橫擦腰骶，以透熱為度。

二、生活注意

（1）調整生活節奏，減輕各種壓力，改善心理狀態。

（2）低脂飲食、戒菸戒酒、勞逸結合。

（3）防止乳房部的外傷。

（4）定期觀察病情變化，出現增長快而變硬的腫塊，應高度懷疑惡變的可能，立即手術切除。

第十節　更年期綜合徵

更年期綜合徵又稱為「絕經期綜合徵」，是指女性在絕經期前後由於卵巢功能減退而出現的一系列植物神經系統紊亂的症狀。

大約有80%的更年期女性有此症狀，但大部分能自行緩解，僅有25%左右的女性此症狀較為嚴重，會影響到生活和工作，需要治療才能緩解。

一、症　狀

（1）頭暈耳鳴，失眠多夢，記憶力減退，心煩易怒，烘熱汗出，手足心熱，腰膝酸軟，皮膚感覺異常，口乾，大便乾結，尿少色黃，心慌，月經紊亂，經量多少不定，或淋漓不絕，色紫紅，質稠，舌紅，少苔，脈細數。或面色晦暗，精神萎靡不振，形寒肢冷，食慾不振，腹脹，大便溏薄，尿頻，甚至尿失禁，白帶清稀量多，月經量多或淋漓不止，紅色淡、質稀，或面浮肢腫，舌質淡，舌苔薄，脈沉細無力。

（2）在婦科有關的檢查中可見：雌激素測定，常表現為降低。子宮頸、子宮體變小，陰道穹隆變淺。子宮頸管內縮，子宮內膜萎縮。陰道黏膜變薄，表層細胞缺如。陰道內PH值增高。陰道彈性消失、乾燥。

二、推拿手法（圖6-10）

（1）用指環摩法摩膻中穴1分鐘。

（2）用掌環摩法摩整個腹部3分鐘。

（3）用三指按揉法按揉中脘、氣海、關元、中極等穴，每穴1分鐘。

（4）用拇指按揉法按揉陰陵泉、足三里、三陰交、肝俞、脾俞、腎俞、命門等穴，每穴1分鐘。

（5）用三指拿法拿風池穴及頸部肌肉3分鐘。

（6）用拿法拿頭部3分鐘。

（7）用掃散法治療1分鐘，先做一側，再做另一側。

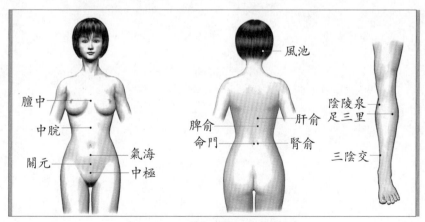

圖6-10　更年期綜合徵取穴

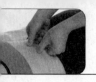

（8）用醒腦明目法治療 1 分鐘。

（9）用分陰陽法治療 2 分鐘。

（10）用雙運太陽法治療 2 分鐘。

（11）用指點雙香法治療 1 分鐘。

（12）用掌搓法搓腎俞、命門穴，以透熱為度。

三、生活注意

（1）女性更年期出現的植物神經功能紊亂症狀屬於正常生理變化，女性要正確對待，從自身心理上解除憂慮。

（2）作息時間要有一定的規律，保持充足的睡眠和休息。

（3）適當參加一些體育鍛鍊、娛樂活動，如散步、慢跑、扭秧歌、聯歡會等。

（4）要盡力避免不良精神刺激，遇事要冷靜，不斷增強自制、自控的能力。

第七章　兒科疾病

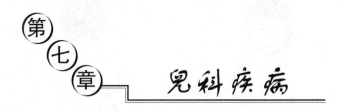

第一節　營養不良

營養不良多因小兒乳食無度，飲食不節制，壅聚中焦，釀成積滯，損傷脾胃。脾胃為後天之本、氣血生化之源，如日久脾胃運化失職，水穀精微不能吸收，臟腑百骸失於滋養，則漸成本病。

一、推拿手法（圖7-1）

基本治法：患兒仰臥位。

（1）用團摩臍部法治療 5 分鐘。

（2）分推腕陰陽 50 次（以兩手拇指指腹從掌後橫紋中點向兩旁分推）。

（3）揉板門 50 次。

（4）運內八卦 50 次。

（5）分腹陰陽 50 次。

（6）按揉足三里 1 分鐘。

（7）用拇指指端按揉脾俞、胃俞，每穴 2 分鐘。

（8）用捏脊法捏脊 3～5 遍。

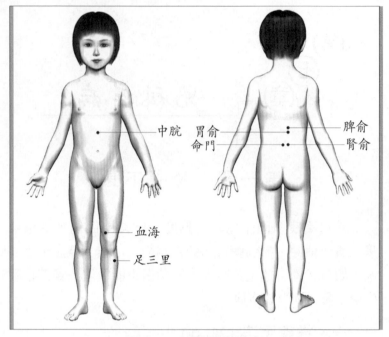

圖 7-1　營養不良取穴

辨證加減：

（1）乳食積滯者，加用清脾經 100 次，補脾經 100 次，清大腸 100 次，揉中脘 5 分鐘。

（2）氣血虧虛者，加用補脾經 100 次，推三關 300 次，揉中脘 5 分鐘，揉血海 50 次，擦腎俞、命門穴，以溫熱為度。

二、生活注意

（1）適當安排幼兒戶外活動，呼吸新鮮空氣，多曬太陽，參加體育鍛鍊。

（2）保證幼兒的充足睡眠，積極治療併發症及原發慢性疾病。

（3）合理餵養幼兒，儘量給予母乳餵養，適當營養補充，進食定時定量，糾正挑食、偏食、吃零食等不良習慣。

（4）當病情好轉，食慾明顯增加時，注意不要過食。

（5）病情嚴重者可配合藥物治療。

第二節　嘔　吐

嘔吐多由於小兒哺養不當，乳食過多，或較大兒童恣食生冷肥膩等不消化的食物，積滯中脘，損傷脾胃，以致脾胃升降失調，其氣上逆而發生。

一、推拿手法（圖7-2）

基本治法：

（1）用中指指端按揉承漿穴 50 次。

（2）用拇指推膻中穴 100 次。

（3）用掌揉法揉中脘穴 100 次。

（4）分推腹陰陽 50 次。

（5）用掌環摩法摩腹 5 分鐘。

（6）掐右端正 24 次。

（7）揉板門 100 次。

（8）用拇指端按揉足三里穴 100 次。

（9）用中指指端按揉脾俞、胃俞穴各 1 分鐘。

辨證加減：

（1）寒吐者，加補脾經300次，揉外勞 100 次，推三

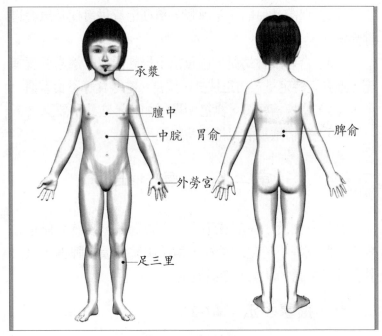

圖 7-2　嘔吐取穴

關300次。

（2）熱吐者，加清脾經 300 次，清大腸 100 次，退六腑 200 次，掐十王每處 3～5 次。

（3）傷食吐者，加清大腸 100 次，運外八卦 100 次，推下七節100次，搓脇1分鐘。

二、生活注意

（1）使患兒側臥，以防嘔吐物嗆入氣管。

（2）飲食宜定時定量，不宜太飽。食物宜新鮮、清潔，不要過食煎炒炙煿和肥膩食物。

（3）哺乳不宜過急，以防吞進空氣。

（4）嘔吐較輕者，可少量進食易消化的流質或半流質食物。嘔吐較重者應暫予進食。

第三節　脫　肛

由於小兒先天不足，病後體弱或因瀉痢日久，耗傷正氣，氣虛下陷，托舉無力，導致直腸脫垂。

一、推拿手法（圖7-3）

基本治法：

（1）用拇指按揉法按揉百會穴 100 次。

（2）用掌揉法揉丹田 100 次。

（3）用掌環摩法摩腹 100 次。

（4）用拇指按揉法按揉足三里穴 100 次。

（5）用中指指端按揉龜尾 300 次。

辨證加減：

（1）虛證脫肛者，加補脾經 300 次，補大腸 100 次，補腎經 300 次，推上七節骨 100 次，捏脊 3～5 遍。

（2）實證脫肛者，加推六腑 100 次，清胃經 100 次，清大腸 100 次，清小腸 100 次，揉天樞 50 次，推下七節骨 100 次。

二、生活注意

（1）每次大便後應用溫開水將肛門洗淨，在將脫出的直腸托回時，更應注意清潔，並防止擦傷而引起感染。

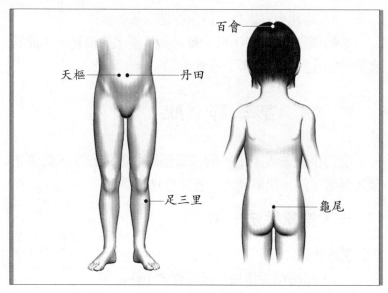

圖7-3　脫肛取穴

（2）在推拿治療期間，小兒應避免蹲位排便，可採用側臥或仰臥位排便，這樣直腸不易脫出。

（3）患兒平時大便時間不能太長，便後即令起立。

第四節　嬰兒腹瀉

嬰兒腹瀉是以大便次數增多，糞質稀薄或如水樣為其主症。四季皆可發生，尤以夏、秋兩季為多見

一、推拿手法（圖7-4）

基本治法：

（1）用掌環摩法在患兒的臍部及臍以下的部位治療5

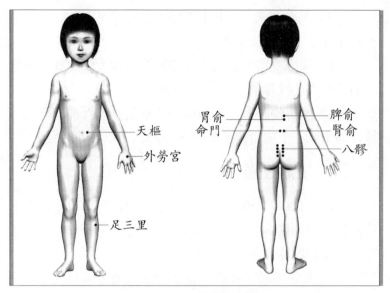

天樞
外勞宮
足三里
胃俞
命門
脾俞
腎俞
八髎

圖 7-4　嬰兒腹瀉取穴

分鐘。

（2）用掌揉法在患兒的臍部及臍以下的部位治療 5 分鐘。

（3）補脾經 100 次。

（4）按揉足三里穴 2 分鐘。

（5）揉龜尾 100 次。

（6）推上七節骨 50 次。

（7）捏脊 5～6 遍。

辨證加減：

（1）寒濕瀉者，加揉外勞宮 100 次，補大腸 100 次，推三關 300 次。

（2）濕熱瀉者，加清脾經 200 次，清大腸 50 次。

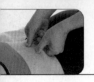
（3）傷食瀉者，加揉板門 50 次，清胃經 100 次，清大腸 100 次，按揉天樞 50 次。

（4）脾虛瀉者，加補脾經 200 次，補大腸 100 次，推三關 300 次，揉脾俞、胃俞穴各 50 次。

（5）脾腎陽虛者，加補脾經 300 次，補腎經 300 次，揉腎頂 100 次，擦腎俞、命門、八髎穴，以溫熱為度。

二、生活注意

（1）對無明顯脫水、酸中毒的腹瀉患兒，可用推拿進行治療。對由腸內感染而引起的重症腹瀉，應首先給予抗菌治療和靜脈補液。

（2）如不及時治療或治療不當，輕者遷延日久，可影響幼兒營養和生長發育，重者可引起嚴重脫水，代謝性酸中毒，低鉀血症而危及生命。

（3）餵食哺乳要做到定時定量，添加副食品不宜太快，品種不宜太多。不食生冷不潔或油膩之品，少吃粗纖維的蔬菜和難以消化的食品，夏季應多餵水。

（4）必要時可禁食 6～12 小時，可飲用淡鹽水和糖水。

（5）在腹瀉期間要勤換尿布，多翻身，防止逆行性尿路感染或繼發性肺炎等併發症。

（6）注意氣候變化，及時增減衣服。

第五節　腹　痛

腹痛是一種幼兒常見的病症。本節所述腹痛主要為腹

部受寒或由於乳食停滯，或由於蟲積腹中，擾亂氣血引起的腹痛，而不包括外科急腹症之腹痛，治療時須特別注意，以防貽誤病情。

一、推拿手法（圖7-5）

（1）**寒痛**：補脾經300次、揉外勞宮穴100次、推三關300次、摩腹100次、揉一窩風100次、拿肚角5次，揉臍100次。

（2）**傷食痛**：補脾經300次、清大腸100次、揉板門100次、運內八卦100次、揉中脘穴100次、揉天樞穴50次、分腹陰陽50次、拿肚角5次。

（3）**蟲痛**：揉一窩風100次、揉外勞宮100次、推三關300次、摩腹100次、揉臍100次。

二、生活注意

（1）必須及早明確診斷。

（2）讓患兒臥床休息，並加強護理，注意保暖。

（3）飲食宜清淡，給予富有營養且易消化的食物，勿暴飲暴食或過食生冷。

（4）推拿對一般功能性腹痛療效較好。對蟲積腹痛，

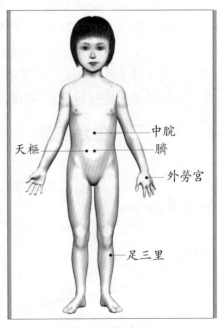

圖7-5　腹痛取穴

推拿只能止痛，根治必須服驅蟲藥。對器質性病變引起的腹痛可用推拿止痛，但常須作其他處理，如外科手術治療等，以免貽誤治療。

第六節　便　秘

便秘是大便秘結不通，排便時間延長或欲大便而艱澀不暢的一種病症。是幼兒常見病之一。

一、推拿手法（圖7-6）

（1）實秘：清大腸100次，退六腑200次、運內八卦100次、按揉陽池100次、摩腹100次、按揉足三里穴100次、推下七節骨100次、搓摩脅肋50次。

（2）虛秘：補脾經300次、清大腸100次、推三關300次、揉上馬100次、按揉陽池100次、揉腎俞穴30次、捏脊3～5遍、按揉足三里穴100次。

二、生活注意

（1）對於先天性巨結腸等器質性病變引起者，不屬推拿治療範圍。

（2）幼兒多吃一些粗糙的食物，如雜糧、蔬菜、帶纖維多的食品。

（3）讓幼兒養成定時排便的習慣。

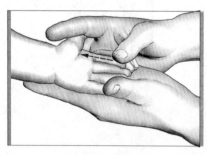

圖7-6　清大腸

（4）脾胃虛弱、少食而便少者應注意補養胃氣。

（5）推拿治療對於實證便秘療效頗佳。虛證便秘病程長，則需較長時間治療，必要時可配合服用中藥治療。

第七節　腸絞痛

腸絞痛以突然發作的陣發性腹痛及發作間歇期缺乏異常體徵為特點，好發於3～4個月以內的嬰兒，以第一胎為多見。

本病誘因較多，如吞咽空氣過多，或餵乳過量，或奶中含糖太多，或食用冷食，或局部受涼，或情緒變化（恐懼、興奮、憤怒），或上呼吸道感染，或消化不良以及腸寄生蟲毒素的刺激等，以至於副交感神經興奮引起腸壁平滑肌強烈收縮，發生一過性腸痙攣，暫時阻斷腸內容物通過，使近端腸管強力蠕動而形成絞痛。

腹痛隨著腸管蠕動的加強而有陣發性加劇。經過一定時間的痙攣後，腸壁肌肉自然鬆弛，症狀緩解，但以後可復發。有些幼兒經過幾天的短時間腸絞痛發作後，可突然發展為腸套疊。

一、推拿手法（圖7-7）

（1）用掌環摩法在患兒臍部及其周圍的腹部進行治療，持續時間 6 分鐘。

（2）用掌揉法在上述部位進行治療 3 分鐘。

（3）分推腹陰陽 100 次。

（4）分推腕陰陽 200 次。

（5）掐揉一窩風 30 次。

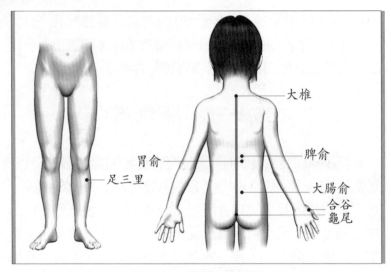

圖 7-7　腸絞痛取穴

（6）推四橫紋，每處依次各推 20 次。

（7）補脾經 300 次。

（8）用拇指按揉法按揉合谷、足三里穴各 1 分鐘。

（9）用中指指端按揉背部膀胱經第一側線上的各個俞穴，自上而下依次進行，治療時間 5 分鐘，重點按揉脾俞、胃俞、大腸俞穴。

（10）用捏脊法，自龜尾穴起，由下向上，至大推穴止，3～5 遍。

（11）用小魚際擦法橫擦患兒的腰骶部，以溫熱為度。

二、生活注意

（1）推拿治療本病時，須對患兒進行細緻的體檢，並

詢問家長幼兒腹痛發作時的情況以及給予實驗室檢查，以排除外科的急性感染性疾病。

（2）進食要定時定量，勿暴飲暴食及過食生冷、寒涼食物。

（3）注意腹部保暖。

第八節　進行性肌營養不良

進行性肌營養不良是一種遺傳性、進行性的隨意肌疾病。其特點為受累肌肉萎縮，或伴有假性肥大，肌力逐漸減退，最後完全喪失運動能力。

患兒起病多在4歲左右，一般不晚於7歲，多有坐、立及行走較晚的病史。由於病兒的腰、骨盆部伸直肌群和肩胛、上臂部肌群呈對稱性進行性萎縮，故表現為無力狀。

一、推拿手法（圖7-8）

（1）用掌根揉法沿背部膀胱經第一側線從背部到腰骶部治療3分鐘，重點揉肝俞、腎俞穴。施揉法於患兒兩側肩部2分鐘，重點在肩外俞、天宗、臑俞穴。

（2）用拇指按揉法按揉風池、肩井、天宗、肩外俞、臑俞各1分鐘。

（3）用拿法拿頸項1分鐘，拿肩井1分鐘。

（4）用一指禪推法推脾俞、胃俞、肝俞、腎俞、命門穴各1分鐘。

（5）用撥法自一側腰骶部開始，經臀部、大腿後側、小腿後側至足跟，反覆治療3分鐘，重點撥八髎、環跳、

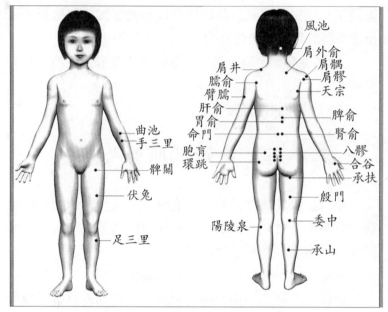

風池
肩外俞
肩髃
肩井
肩髎
臑俞
天宗
臂臑
肝俞
脾俞
胃俞
腎俞
命門
八髎
胞肓
合谷
環跳
承扶
曲池
手三里
殷門
髀關
委中
伏兔
陽陵泉
承山
足三里

圖7-8　進行性肌營養不良取穴

胞肓、承山穴。

（6）用拇指指端按揉八髎、環跳、胞肓、承扶、殷門、委中、承山穴各1分鐘。

（7）用全掌擦法擦患兒腰骶部，以溫熱為度。

（8）一手放在患兒的腰骶部，另一手托住其大腿前面，做大腿抬起和放下的動作3～5次。

（9）用拿法拿跟腱半分鐘。

（10）用擦法自患兒上臂內側至前臂進行治療，並配合肩關節的外展和肘關節伸屈的被動活動，治療時間2分鐘。

（11）用拇指指端按揉肩髃、肩髎、臂臑、曲池、手

三里穴各 1 分鐘。

（12）用拿法拿合谷 1 分鐘，用拿法從肩部拿至腕部治療 1 分鐘，從髂前上棘沿大腿前側至膝關節治療 2 分鐘。

（13）用拇指指端按揉髀關、伏兔、陽陵泉、足三里穴，每穴 1 分鐘。

（14）用拿法拿委中、承山穴各 1 分鐘。

（15）用擦足溫腎法治療。

（16）用一手托住患兒膝部，另一手托住足跟部，做該下肢抬起和放下動作 3～5 次，接著，仍用一手托住其膝部，另一手托住其足跟，兩手協同使其髖關節屈曲到 90°，然後做向內的回轉動作和向外的回轉動作 5～6 次。

（17）用雙手掌挾持住患兒的大腿上部，並將下肢稍稍抬起，由大腿上部至踝部做輕快的來回搓動，由上向下，重複 3～5 遍。

（18）術者站在患兒足側，雙手分別握住患兒的兩足踝部，將其抬起到離床約20公分左右，然後做上下的連續抖動，約半分鐘。

二、生活注意

（1）鼓勵患兒適當活動，以保持肌肉功能和預防肌肉廢用性萎縮。

（2）可配合服用滋養肝腎的中藥及能量製劑、維生素、氨基酸、激素等類藥物。

（3）注意保暖，預防感冒。

第九節　發　熱

　　一般幼兒正常肛溫為36.9～37.5°C，肛溫比口溫約高0.5°C，腋溫比口腔約低0.5°C。幼兒體溫一般以肛溫為宜。如果幼兒在臥床休息時，所測得的肛溫超過了37.5°C則認為是發熱。

一、推拿手法（圖7-9）

基本治法：

（1）推或清天河水 300 次。

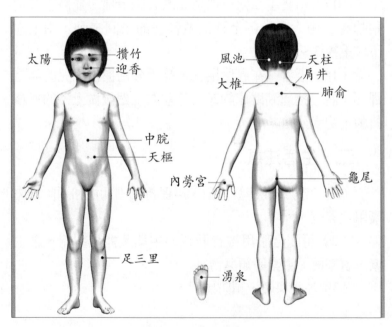

太陽　　攢竹　迎香　中脘　天樞　內勞宮　足三里　風池　天柱　肩井　大椎　肺俞　龜尾　湧泉

圖 7-9　發熱取穴

（2）退六腑 300 次。

（3）分推腕陰陽 100 次。

（4）運八卦 300 次。

（5）指揉外勞宮 200 次。

（6）清肺經 300 次。

（7）掐總筋 30 次。

（8）推小橫紋 50 次。

（9）推天柱穴 150 次。

（10）中指按揉肺俞穴 100 次。

（11）推脊部 50 次，從患兒的大椎穴推到龜尾穴。

辨證加減：

（1）外感發熱屬風寒者，加推攢竹 50 次，推坎宮 50 次，揉太陽 30 次。推三關 100 次，揉二扇門 50 次，補腎經 100 次，補脾經 100 次，拿風池 5 次，拿肩井 5 次。外感發熱屬風寒者，加開天門 50 次，推迎香 30 次，推坎宮 30 次，運太陽 50 次，運耳後高骨 30 次，退六腑 300 次。

（2）肺胃實熱者，加清胃經 300 次，清大腸 100 次，水底撈明月 200 次，揉中脘 100 次，揉天樞 100 次，逆時針方向摩臍周 100 次，掐揉足三里 100 次，推下七節骨 50 次。

（3）陰虛發熱者，加補脾經 300 次，補肺經 300 次，補腎經 300 次，揉內勞宮 100 次，揉二人上馬 100 次，按揉足三里 100 次，推湧泉 100 次。

二、生活注意

（1）對嚴重的高熱小兒，要給予靜脈補液等治療。

（2）幼兒在發熱期間，其飲食要富於營養，易於消

化。

（3）加強護理，避免風寒侵襲。

（4）發熱且高燒不推，可一日推拿 2～3 次。

第十節　咳　嗽

　　呼吸道急、慢性感染所致的小兒咳嗽在兒科臨床中最為多見，這是因為幼兒呼吸道血管豐富，氣管、支氣管黏膜較嫩，從而較易發生炎症。咳嗽一年四季都可發生，但以冬春季節最為多見。

二、推拿手法（圖7-10）

基本治法：

（1）用中指按揉天突穴 30 次。

（2）用中指揉乳根 30 次、揉乳旁 30 次。

（3）用指環摩膻中 50 次。

（4）用拇指按揉豐隆、足三里，每穴 1 分鐘。

（5）用拇指按揉肺俞 2 分鐘左右。

（6）分推肩胛骨 50 次。

（7）用掌擦法擦患兒背部，以溫熱為度。

辯證加減：

（1）外感風寒咳嗽者，加開天門 30 次，推坎宮 30 次，推太陽 30 次，揉外勞宮 30 次，推三關 200 次，退六腑 100 次，拿合谷 10 次，拿風池 10 次，清肺經 200 次。

（2）外感風熱咳嗽者，可加清肺經 200 次，退六腑 200 次，推三關 100 次，推天柱穴 100 次。

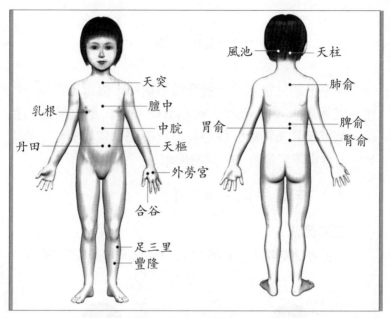

圖7-10　咳嗽取穴

（3）內傷咳嗽者，加補脾土 200 次，補腎經 200 次，補肺經 200 次，揉中脘 100 次，揉丹田 50 次，揉板門 200 次，按揉脾俞、胃俞各 20 次，揉腎俞 30 次，捏脊 3～5 次。

二、生活注意

（1）在氣候變化的季節，注意保暖，避免受寒。

（2）在咳嗽發作期間，注意休息，吃容易消化的食物。

（3）外邪未解之前，忌食油膩葷腥；咳嗽未癒之前，忌食過鹹過酸食物。

第十一節　哮　喘

　　哮喘是幼兒常見的一種呼吸道疾病。臨床上常以陣發性呼吸困難，呼氣延長，喉間有哮鳴音，嚴重時張口抬肩、難以平臥為特徵。好發於春秋季節，氣候突變、寒溫失宜、飲食不當等為本病誘發因素。

一、推拿 手法（圖 7-11）

基本治法：

清肺經 200 次、推揉膻中穴 100 次、揉天突穴 30 次、

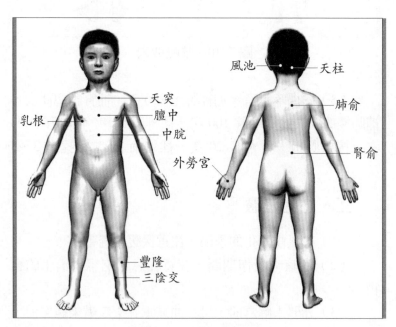

圖 7-11　哮喘取穴

搓摩脇肋 50 次、揉肺俞 100 次、運內八卦 100 次。

辨證加減：

（1）發熱者，加清天河水 300 次。

（2）寒喘者，加按揉風池 1 分鐘，推三關 300 次，揉外勞宮 100 次，揉乳旁 30 次，揉乳根 30 次，擦背部，以溫熱為度，按揉三陰交 1 分鐘。

（3）熱喘者，加掐總筋 5 次，清大腸 100 次，退六腑 200 次，分推膻中 100 次，推天柱 100 次，推脊 50 次，揉豐隆 1 分鐘。

（4）久病陽虛者，加補脾土 200 次，補腎經 200 次，清肺經改為補肺經 200 次，推小腸 100 次，推三關 300 次，摩脇 50 次，摩中脘 100 次，揉丹田 50 次，揉腎俞 30 次。

二、生活注意

（1）體弱或有佝僂病者應適當補充營養。

（2）飲食一般不忌口，但避免食用有明顯誘發哮喘發作的飲食。

（3）哮喘發作時應注意休息。

（4）不發作時可加強戶外活動，增強體質。及時增減衣服，避免感冒。

第十二節　兒童多動綜合徵

兒童多動綜合徵是兒童時期慢性行為改變與學習困難的常見原因之一，以行為（如動作過多）、性別的改變，注意力不集中，情緒波動為突出症狀。

這種幼兒智能正常或接近正常，學習上的困難常由於動作過多及注意力不集中所引起。以男孩為多見。發病原因不明，可能與遺傳、腦內單胺類代謝障礙、腦部器質性病變、環境、教育、心理等因素有關。

一、推拿手法（圖7-12）

　　（1）用單指托天法治療 1 分鐘。

　　（2）用一推禪偏峰推法自印堂穴推向神庭穴，往返治療 2 分鐘。

　　（3）用中指指端按揉太陽穴 2 分鐘。

　　（4）用分抹雙柳法治療 2 分鐘。

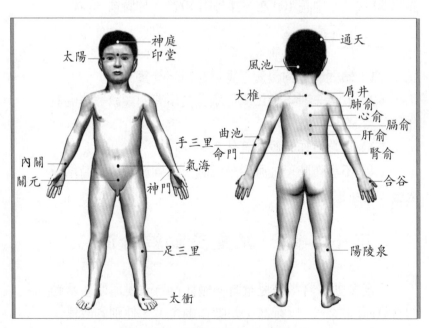

圖 7-12　兒童多動綜合徵取穴

（5）用中指指端按揉氣海、關元穴，每穴 2 分鐘。

（6）用掌環摩法摩腹 5 分鐘。

（7）用拇指指端按揉曲池、手三里、內關、神門穴各 1 分鐘。

（8）用拿法拿合谷穴 1 分鐘。

（9）用拇指指端按揉足三里、陽陵泉、太衝各 1 分鐘。

（10）用拇指指端按通天、風池各半分鐘，按揉大椎穴 1 分鐘。

（11）用拿法拿頸項 1 分鐘，拿肩井半分鐘。

（12）用一指禪推法在心俞、肺俞、膈俞穴上治療各 1 分鐘。

（13）用拇指拇端按揉肝俞、腎俞、命門穴各 1 分鐘。

（14）用擦法在患兒背部膀胱經第一側線上進行治療，以溫熱為度。

二、生活注意

（1）對患兒要進行個別、耐心反覆的心理指導，患兒稍有進步應予鼓勵。並抓緊學業的輔導，提高孩子的自信心。切不可歧視患兒，尤其不能責打他們，以免加重精神創傷。

（2）對一些症狀嚴重的患兒可配合藥物療法。

第十三節　腦性癱瘓

腦性癱瘓是顱內非進展性病變所致的運動功能障礙。

其致病原因以圍產期各種原因引起的腦缺氧最為常見，其次為難產、產傷、腦出血、中樞神經系統感染、先天性腦畸形、新生兒核黃疸等。

一、症　狀

（1）患兒多哭，易激惹，嗜睡，驚跳，吸吮及吞嚥困難，抬頭和坐立困難，運動發育遲緩，步態不穩，手動作笨拙，四肢運動不均衡、不協調，或手足徐動、舞蹈樣動作。

（2）肢體強直，四肢抽搐，可有雙側肢體癱瘓，一側上下肢體癱瘓，兩下肢癱瘓，一個肢體癱瘓或三個肢體癱瘓。

（3）可有智力低下，語言能力低下，學習困難，聽覺與視力障礙。

二、推拿手法（圖7-13）

（1）用拇指揉法在腦空、天柱和大椎穴上進行治療各1分鐘。

（2）用三指拿法拿風池、肩井、頸部肌肉2分鐘。

（3）用掌根揉法在患兒腰背部治療3分鐘。

（4）用拇指按揉法或一指禪推法在腰背部膀胱經第一側線上治療，自上向下，往返治療3遍，重點在心俞、肺俞、膈俞、腎俞。

（5）直擦督脈及背部兩側膀胱經第一線，以溫熱為度。

（6）用中指指端按揉膻中、中脘、氣海、關元穴，每穴1分鐘。

（7）用掌環摩法摩腹5分鐘。

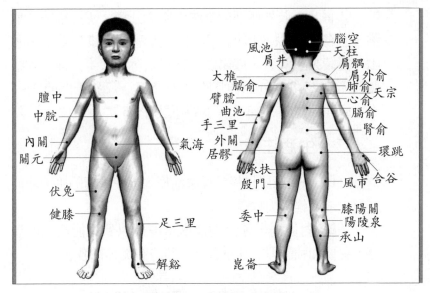

圖 7-13　腦性癱瘓取穴

（8）用拇指按揉法按揉足三里，每次 1 分鐘。

辯證加減：

（1）上肢癱瘓者，可加①捏脊 5～6 遍。②用㨰法在肩關節及上肢兩側治療，並同時配合患肢外展和肘關節伸屈的被動活動，約 3 分鐘。③用拇指按揉法按揉肩外俞、天宗、臑俞、肩髃、臂臑、曲池、手三里、內關、外關、合谷穴，每穴半分鐘。④用拿法拿上肢 2 分鐘，自肩部至腕部。⑤用搖法搖肩、肘、腕關節，各 3～5 次。⑥用抖法抖上肢 3 次。

（2）下肢癱瘓者，可加①臀部及下肢後側的㨰法治療 2 分鐘，並同時配合下肢後伸的被動活動。②腹股溝處及下肢前側的㨰法治療 2 分鐘，並配合髖關節前屈的被動活

動。③臀及下肢外側部的㨰法治療 2 分鐘。④拇指按揉環跳、巨髎、承扶、殷門、風市、伏兔、健膝、委中、承山、陽陵泉、解谿、膝陽關、崑崙穴，每穴半分鐘。⑤搖髖關節 3～5 次。⑥屈伸膝關節 3～5 次。⑦搖踝關節 3～5 次，屈伸踝關節 3～5 次。⑧抖下肢 5～6 次。

二、生活注意

（1）患兒應盡早接受推拿治療，促使癱瘓的肌肉功能恢復，或減輕肌肉痙攣。

（2）對體弱、運動功能嚴重障礙以致不能起床的患兒，更要加強護理，注意營養，預防肺炎等併發症。

第十四節　臀肌攣縮

臀肌的各種急、慢性損傷，致使其局部組織腫脹、黏連、變性、壞死，最終纖維化而致攣縮。臀肌攣縮還可見於青壯年，但以學齡前兒童較為多見。絕大多數病兒有臀部反覆注射抗生素或其他藥物的病史，如果再感染化膿，則更易引起本病。

一、推拿手法（圖7-14）

（1）用㨰法在患兒病側臀部沿臀大肌方向治療5分鐘，同時配合髖關節後伸及外展動作。再用㨰法從膕窩部經大腿後側至臀部進行往返治療 3 分鐘。

（2）用拇指按揉環跳、胞肓、居髎、承扶、殷門、委中穴各 1 分鐘。

（3）用掌推法從臀部到膝部治療。

（4）用𢵧法於闊筋膜張肌沿髂脛束經膝關節外側至脛骨部治療3分鐘。

（5）用拇指指面按揉風市、膝陽關穴各2分鐘。

（6）用掌擦法擦臀大肌及大腿外側部，以溫熱為度。

（7）用拇指指面撥患肢髂前上棘上方的髂嵴部和大轉子處的條狀物。

（8）用一手扶住其膝部，另一手握住其足根，兩手協同使髖關節屈曲，做向內的回轉動作和向外的回轉動作，約5～6次。

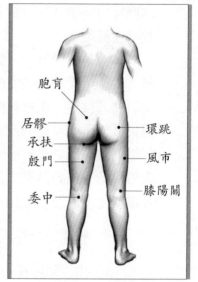

圖7-14　臀肌攣縮取穴

胞肓
居髎
承扶
殷門
委中
環跳
風市
膝陽關

二、生活注意

（1）注意患側臀部保暖，避免受寒。

（2）避免患側臀部的急慢性損傷。

（3）幼兒不宜長期在一側臀部注射青黴素等刺激性較強的藥物，一旦注射應注意防止感染、局部腫塊等，每次注射完藥物後用濕毛巾熱敷半小時左右。

第十五節　斜　頸

斜頸又叫「幼兒肌性斜頸」，以頭向患側歪斜、前傾，

顏面旋向健側為其特點。兒童中所見到的斜頸主要為先天性肌性斜頸。

　　本病是由於胸鎖乳突肌局部缺血引起肌纖維化所致。缺血原因可能是胎內頭位長期偏向一側，阻礙一側胸鎖乳突肌血液供應，引起該肌缺血性改變所致。或分娩時一側胸鎖乳突肌因受產道或產鉗擠壓受傷出血，血腫機化形成攣縮而致。或分娩時胎兒頭位不正，阻礙一側胸鎖乳突肌血液供給，以致該肌肉供血不足，產生水腫、壞死及繼發性纖維化，最後引起肌肉攣縮而致。

一、推拿手法（圖7-15）

　　（1）用三指按揉法在患側胸鎖乳突肌處（相當於橋弓穴）自上而下往返操作2分鐘。

　　（2）用三指撥法自上而下依次撥乳突肌 2 分鐘，以硬結物為重點。

　　（3）用捏法捏胸鎖乳突肌 2 分鐘。

　　（4）術者一手扶住患兒患側的肩部，另一手扶持患側頭部上方，扶住患兒患側肩部的手稍微向下壓住肩部，另一手輕緩地將患兒的頭推向健側，使患兒頭部在做被動側向運動 6～8 次。

　　（5）用三指揉法在患側胸鎖乳突肌處自上而下往返操作1分鐘。

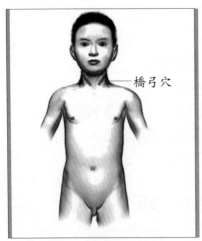

橋弓穴

圖 7-15　提胸鎖乳突肌

二、生活注意

（1）囑咐家長注意在日常生活中（如餵奶、懷抱等）採用與斜頸相反的方向，以幫助矯正斜頸。

（2）推拿治療斜頸，進行得愈早效果愈好。若保持治療6個月以上無明顯改善者可考慮手術矯形。

（3）因頸椎結核、腫瘤、炎症、骨及關節發育異常引起的斜頸和局部腫塊，不能用推拿治療。

第十六節　脊柱側彎

脊柱側彎是由於先天性椎體和弓根或肋骨發育缺陷、染色體異常、神經麻痹，胸部病變、脊柱感染、佝僂病、腫瘤，以及兒童長期因讀書寫字時姿勢不正，或一側背負較重的物品（如書包）等所致。

另外，分娩時頸部損傷，從而改變了正常的脊柱生物力學特性也可繼發代償性的脊柱側彎。

一、推拿手法（圖7-16）

（1）術者用兩手手掌面托住患兒的枕部和下頜部做輕緩的向上牽引半分鐘。然後雙手緩緩地使頭向右側旋轉，隨後向左側旋轉，旋轉的角度要在生理活動的範圍內，一般旋轉不要超過30度。

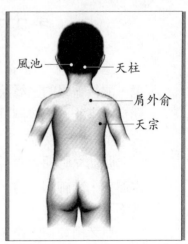

圖7-16　脊柱側彎取穴

風池　天柱　肩外俞　天宗

（2）用掌根揉脊柱兩側，由上向下，往返治療 5 分鐘。

（3）用拇指按揉風池、天柱、肩外俞、天宗、腰背部側彎處的阿是穴（疼痛處）各 1 分鐘。

（4）在背部脊柱兩側由上向下用小魚際擦法治療，以溫熱為度。

（5）用掌推法推背部 1 分鐘。

（6）用一手的虛掌輕拍患兒腰背部，由上而下，反覆操作 2～3 遍。

二、生活注意

脊柱側彎患兒應在青春發育期（約11歲）前接受推拿手法治療。對因姿勢不良而引起的脊柱側彎患兒，應囑咐其家長以及教師幫助和督促糾正不良姿勢。

第十七節　遺尿症

遺尿又稱「遺溺」、「尿床」，是兒童睡中小便自遺，醒後方覺的一種疾病。超過三歲，特別是五歲以上的幼童，不能自主控制排尿，熟睡時經常遺尿，輕者數夜一次，重者可一夜數次，則為病態。

嬰幼兒時期，對排尿的自控能力較差；學齡兒童也可因體力、精神的疲勞，睡前多飲等原因偶然發生遺尿，這些都不屬於病態。

兒童由於疾病後身體虛弱，或居住環境的改變，或白天過度疲勞和興奮，或情緒上的影響等，均可以使膀胱功

能失調，閉藏失職，不能約束水道，而為遺尿。

一、推拿手法（圖7–17）

（1）揉丹田 100 次。

（2）團摩臍部法摩 100 次。

（3）掌環摩小腹部 100 次。

（4）拇指按揉三陰交穴 100 次。

（5）按揉肝俞穴 50 次、腎俞穴 100 次、命門穴 50 次。

（6）揉龜尾 100 次。

（7）捏脊 5～6 遍。

（8）橫擦腰骶部，以溫熱為度。

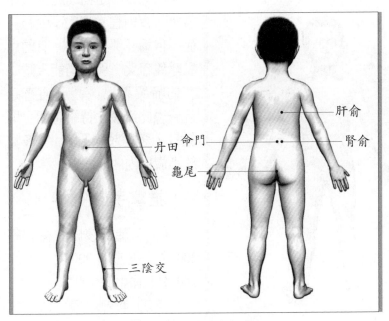

圖 7–17　遺尿症取穴

二、生活注意

（1）每日晚飯後控制飲水量，臨睡前二小時最好不要飲水，少吃或不吃流質一類食物。

（2）注意休息，白天不宜過度疲勞。

（3）夜間入睡後，家長應定時喚醒排尿。

（4）做好家長和稍長患兒的心理工作，消除患兒緊張情緒，家長更不能打罵和責怪。

第十八節　幼兒夜啼

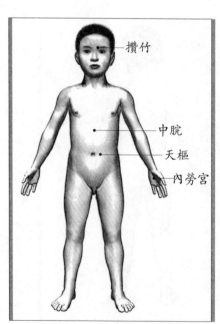

圖7-18　幼兒夜啼手法

幼兒夜啼是指幼兒白天如常，入夜則經常啼哭不眠的病症，俗稱「哭夜郎」。有的患兒陣陣啼哭，哭後仍能入睡；有的啼哭不已，甚至通宵達旦。患此症後，持續時間少則數日，多則超過1個月。多見於半歲以內的嬰幼兒。

一、推拿手法（圖7-18）

（1）脾寒夜啼：補脾經200 次、推三關 300 次、摩腹100 次、揉中脘 100 次。

（2）心熱夜啼：清心經200 次、清小腸 100 次、清天

河水 300 次、揉總筋 100 次、揉內勞宮 100 次。

（3）驚駭夜啼：推攢竹 50 次、清肝經 200 次、揉小天心 200 次、揉五指節 50 次。

（4）食積夜啼：清補脾經（先清後補）各 100 次、清大腸 100 次、摩腹 100 次、揉中脘 100 次、揉天樞 100 次、揉臍 100 次、推下七節骨 50 次。

二、生活注意

（1）推拿治療前應排除因腸套疊、腹瀉和感染性疾病引起的啼哭。

（2）平時注意居室安靜，避免患兒受驚嚇。

（3）脾寒者注意保暖；心熱者不要過於保暖。

（4）患病期間食用易消化食物。

第十九節　流涎症

流涎症是指幼兒唾液過多而引起口涎外流的一種病症。多由於食母乳過熱或嗜食辛辣之物，以致脾胃濕熱，薰蒸於口；或先天不足，後天失養，脾胃虛弱，固攝失職，以致唾液從口內外流而發病。

現代醫學認為該症多由於幼兒口、咽黏膜炎症而致。

一、推拿手法

（1）脾胃濕熱：清脾經 200 次、清胃經 200 次、清大腸 100 次、清天河水 100 次、掐揉四橫紋各 5 次、掐揉小橫紋各 5 次、揉總筋 100 次、摩腹（瀉法）100 次。

（2）脾氣虛弱：補脾經 200 次、補肺經 100 次、補腎經 200 次、運內八卦 100 次、推三關 300 次、摩腹（補法）100 次、揉足三里 100 次、揉百會 100 次、捏脊 5～6 遍。

二、生活注意

（1）患該病後，大人不宜用手捏患兒腮部。

（2）患兒下頜部及前頸、胸前部宜保持乾燥。

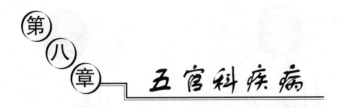

第一節　假性近視

　　睫狀肌過度收縮引起的調節痙攣也可使平行光線聚焦於視網膜前，產生近視現象，此類近視在解除睫狀肌痙攣後，視力可改善或恢復，故稱為假性近視。又叫「調節性近視」或「功能性近視」。常見於少年兒童。

一、推拿手法（圖8-1）

　　（1）術者用一指禪偏峰推法從右側太陽穴起，經右側陽白到印堂，經左側陽白到左側太陽穴，再從左側太陽穴起經左側陽白到印堂，經右側陽白到右側太陽穴，反覆操作5分鐘。

　　（2）用雙運太陽法治療2分鐘。

　　（3）用指按正頂法治療3分鐘。

　　（4）用醒腦明目法治療1分鐘。

　　（5）用分抹雙柳法治療2分鐘。

　　（6）用捏雙柳法治療1分鐘。

　　（7）用雙擒魚腰法治療1分鐘。

　　（8）用拇指指端輕點睛明、四白各1分鐘。

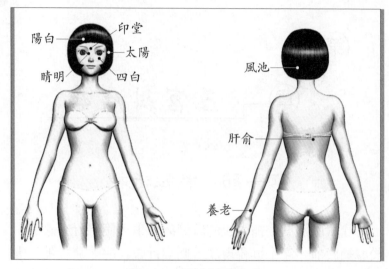

圖 8-1 假性近視取穴

（9）用三指拿法拿風池穴 1 分鐘。

（10）用拇指按揉法按揉頸椎兩側 2 分鐘。

（11）用拇指按揉法或拇指按法在肝俞、養老等穴各治療 2 分鐘。

二、生活注意

（1）堅持做眼保健操，避免用眼疲勞。

（2）要在光線良好的環境中看書和寫字，眼要和書本保持一定的距離。

（3）眼部穴位推拿手法不宜過重，術者要注意手部清潔衛生。

第二節　斜　視

斜視又叫「眼位偏斜」，是指兩眼的視線有偏斜，不能同時指向同一目標，以致外界的物像不能落在兩眼視網膜對應點上。若支配眼外肌的顱神經麻痹時，由於眼外肌力喪失，可引起麻痹性斜視；若小兒先天性屈光不正或眼軸過長、過短，導致某一眼外肌的過度使用或使用不足而發生肌力平衡障礙，則產生共同性斜視。

推拿治療麻痹性斜視的早期效果較好。

一、推拿手法（圖8-2）

基本治法：

（1）用雙運太陽法治療 2 分鐘。

（2）用拇指指端按揉頭維、睛明、瞳子髎、球後穴各 1 分鐘。

（3）用指按正頂法治療 3 分鐘。

（4）用分抹雙柳法治療 2 分鐘。

（5）用捏雙柳法治療 1 分鐘。

（6）用雙擒魚腰法治療 1 分鐘。

（7）用拇指推法推橋弓穴 1 分鐘。

（8）用拿法拿合谷 穴1 分鐘。

（9）用拇指指端揉風池、天柱穴，每穴 1 分鐘。

（10）用三指拿法拿風池、拿頸部 2 分鐘。

（11）用拇指按揉法按揉背部膀胱經第一側線 5 分鐘，重點在肝俞、腎俞、命門穴。

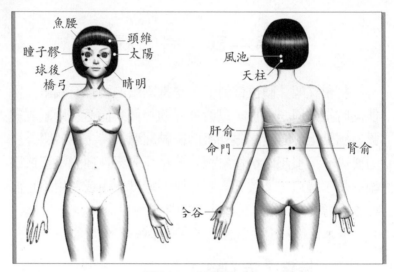

圖 8-2　斜視取穴

（12）用掌擦法在腰骶部治療，以溫熱為度。

辨證加減：

（1）內斜視者，重點治療晴明穴。

（2）外斜視者，重點治療瞳子髎穴。

（3）上斜視者，重點治療球後穴。

（4）下斜視者，重點治療魚腰穴。

二、生活注意

（1）不要在患兒床前放置顏色鮮豔的物品，以免引起患兒眼外肌疲勞而加重症狀。

（2）對已有明確診斷並估計病情無惡化傾向的麻痺性斜視患兒，才可以用推拿輔助治療。

（3）推拿後宜休養，避免過勞，特別是減少視力疲

勞。

第三節　上瞼下垂

上瞼下垂指上胞不能自行提起，掩蓋部分或全部瞳神而影響視物者。又叫「胞垂」、「瞼皮垂緩」、「瞼廢」等。多因先天稟賦不足，或後天脾虛中氣不足所致。

一、推拿手法（圖8-3）

（1）用輕快的一指禪偏峰推法從印堂沿上眼眶經魚腰、絲竹空、太陽、瞳子髎，並沿下眼眶到印堂，反覆治療8分鐘。

（2）用拇指點法點睛明穴1分鐘。

（3）用分抹雙柳法治療3分鐘。

（4）用捏雙柳法治療2分鐘。

（5）用雙擒魚腰法治療1分鐘。

（6）用雙運太陽法治療2分鐘。

（7）用拿法拿合谷穴1分鐘。

辨證加減：

（1）先天性上瞼下垂者，可以加用擦法橫擦背部脾俞、胃俞及腰部腎俞、命門，以透熱為度。

（2）後天性上瞼下垂者，可以加①用掌環摩法順時針摩腹部2分鐘。②用拇指按揉法按揉中脘、氣海、關元、脾俞、胃俞、足三里穴各1分鐘。③用擦法直擦背部督脈、橫擦骶部八髎穴，均以透熱為度。

（3）癔病性上瞼下垂者，可以加①拇指平推橋弓穴1

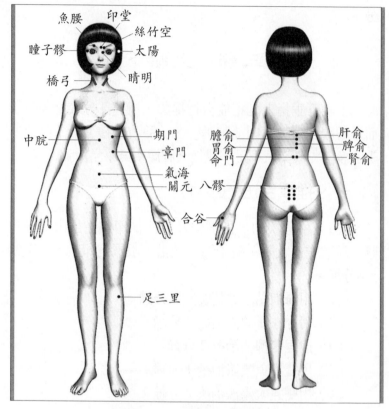

圖 8-3　上瞼下垂取穴

分鐘，以橋弓穴肌肉鬆軟為度。②拇指按揉肝俞、膽俞、章門、期門，每穴 2 分鐘。③用掌搓法搓背部 1 分鐘。④用擦法擦兩側脅肋部，以透熱為度。

二、生活注意

（1）經推拿治療3個月以上無效者，可考慮手術治療。

（2）注意休息，避免過度疲勞。

（3）注意保暖，避免眼及面部受寒冷刺激。

第四節　溢淚症

溢淚症是指淚液無制，溢出眼外。為眼科常見病症之一。現代醫學認為多由於淚道系統發生障礙，如淚小點、淚小管、鼻淚管等狹窄或阻塞所致，也可由淚點、瓣膜、淚囊等功能不全以及炎症引起。一般分為冷淚與熱淚，熱淚治療較易，冷淚病程較長，治療較難。

一、推拿手法（圖8-4）

（1）用拇指點法點按晴明、頭臨泣、目窗各2分鐘。
（2）用雙擒魚腰法治療1分鐘。
（3）用分抹雙柳法治療5分鐘。

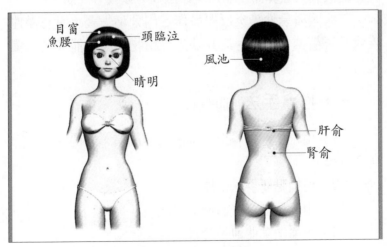

圖8-4　溢淚症取穴

（4）用一指禪推法或拇指按揉法在肝俞、腎俞各治療2分鐘。

（5）用拿法拿風池穴3分鐘。

二、生活注意

（1）注意眼部衛生，防止細菌、病毒感染。

（2）擦拭眼淚時，應向上輕輕拭之，不可向下擦拭，防止淚點外翻。

（3）推拿時不可亂擠壓淚腺，以保持淚腺之血運。

第五節　慢性單純性鼻炎

慢性單純性鼻炎是鼻腔黏膜因各種因素所致的可逆性慢性炎性疾病。是臨床常見病。臨床表現為鼻腔阻塞、鼻腔有黏液或膿性鼻涕，並伴有頭脹痛、頭暈等症狀。

其病因與急性鼻炎反覆發作、內分泌失調、患有慢性疾病及維生素 C、維生素 B 缺乏，植物神經功能失調、環境污染等有密切關係。

一、推拿手法（圖8-5）

（1）用一指禪偏峰推法推攢竹、陽白、太陽、四白穴各2分鐘。

（2）用指點雙香法治療2分鐘。

（3）用分抹雙柳法治療2分鐘。

（4）用拿法拿曲池、合谷穴各1分鐘。

（5）用推偏頂法治療3分鐘。

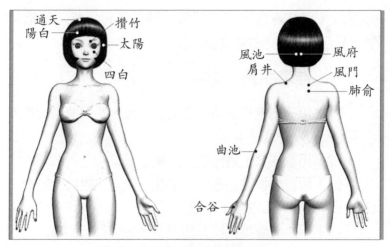

圖 8-5　慢性單純性鼻炎取穴

（6）用拇指按法按通天、風府穴各 2 分鐘。

（7）用拿法拿風池及頸椎兩側的肌肉 3 分鐘。

（8）用拇指按揉法按揉肺俞、風門各 2 分鐘。

（9）用拿法拿肩井 1 分鐘。

二、生活注意

（1）平時注意鍛鍊身體，提高抗病能力和鼻黏膜對冷熱刺激的適應能力。

（2）注意保暖，避免外邪侵襲。

（3）養成用冷水洗臉的習慣。

第六節　過敏性鼻炎

過敏性鼻炎主要由於肺氣虛，衛外功能不固，風寒乘

虛而入，犯及鼻竅，邪正相搏，肺氣不得通暢，津液停聚，鼻竅壅塞，遂致噴嚏流清涕。

一、推拿手法（圖8-6）

（1）用一指禪推法沿頸椎兩側治療，從風池到大椎穴水平，反覆操作 3 分鐘。

（2）用拿法拿上述部位 2 分鐘。

（3）用拇指按法在通天、玉枕、風池、風府、肺俞、風門、膏肓等穴治療各 1 分鐘。

（4）用小魚際擦法擦背部兩側膀胱經循行路線，以透熱為度。

（5）用拿法拿肩井 1 分鐘。

（6）用推偏頂法治療 3 分鐘。

（7）用分陰陽法治療 2 分鐘。

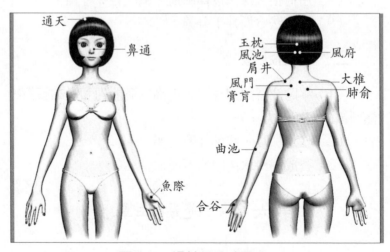

圖 8-6　過敏性鼻炎取穴

（8）用畫龍點睛法治療 1 分鐘。

（9）用醒腦安神法治療 1 分鐘。

（10）用雙運太陽法治療 2 分鐘。

（11）用指點雙香法治療 2 分鐘。

（12）用拿法拿曲池、合谷各 1 分鐘。

（13）用拇指點法點魚際、鼻通穴，每穴 2 分鐘。

二、生活注意

（1）鍛鍊身體，增強體質，防止受涼。

（2）避免過食生冷、油膩、魚蝦等腥葷之物。

（3）加強勞動保護及個人防護，避免塵埃、花粉等刺激。

（4）尋找誘因，發現易發因素，應儘量去除或避免。

第七節　咽異感症

咽異感症為咽喉中的異常感覺，如有梅核塞於咽喉，咳之不出，咽之不下。多因情志所傷，肝氣鬱結或肝鬱脾滯，運化失司，津液不得輸布，積聚成痰，痰氣互結於咽喉而發病。

現代醫學認為本病可能與植物神經功能的失調、代謝障礙和內分泌紊亂有關。

一、推拿手法（圖8-7）

（1）用勾點法點按廉泉穴 1 分鐘。

（2）用三指拿法拿揉廉泉穴兩側 2 分鐘。

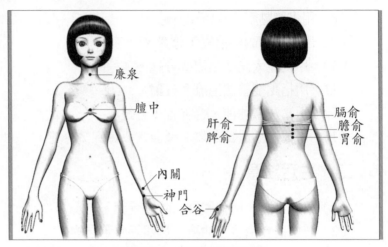

圖8-7　咽異感症取穴

（3）用拇指點法點按神門、內關、合谷穴，每穴1分鐘。

（4）用拇指按揉法或一指禪推法在膻中、膈俞、肝俞、膽俞、脾俞、胃俞等穴處各治療1分鐘。

（5）用擦法在背部治療2分鐘。

（6）用掌搓法搓背部1分鐘。

二、生活注意

（1）少食煎炒炙食物及辛辣食物。

（2）加強體育鍛鍊，增強體質。

第八節　慢性扁桃體炎

慢性扁桃體炎多由於風熱乳蛾（即急性扁桃體炎）或

風熱喉痹（即急性咽炎）治而未癒，纏綿日久，邪熱傷陰而致。或溫熱病後餘邪未清而引發。邪熱傷陰以肺陰虛、腎陰虛為多。

一、推拿手法（圖8-8）

（1）用拿法拿風池穴 3 分鐘。

（2）用拇指按法按風府穴 2 分鐘。

（3）用勾點法點按天突穴 3 分鐘。

（4）用拿法拿揉喉結周圍 5 分鐘。

（5）用拿法拿肩井、曲池、合谷穴各 2 分鐘。

二、生活注意

（1）少食煎炒炙之物，多飲食清潤之品。

（2）注意休息，不要過度操勞，免致虛火為炎。

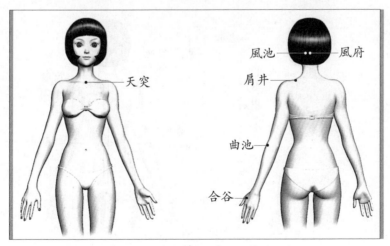

圖 8-8　慢性扁桃體炎取穴

（3）徹底治療風熱乳蛾，以免餘邪滯留為患。

第九節　聲音嘶啞

聲音嘶啞中醫稱為「喉瘖」，分為急喉瘖和慢喉瘖。急喉瘖又稱「暴瘖」，因其症聲音不揚，甚至嘶啞失聲，發病較急，病程較短而得名。與急性喉炎相類似。慢喉瘖，是指久病聲音不揚，甚至嘶啞失音而言，故又稱「久瘖」。

一、推拿手法（圖8-9）

（1）用拇指點法點按頸3～5的棘突旁2分鐘。

（2）用拇指按法按風池穴、合谷、曲池穴各2分鐘。

（3）一手扶住其枕部，另一手拇、食兩指先輕輕揉動

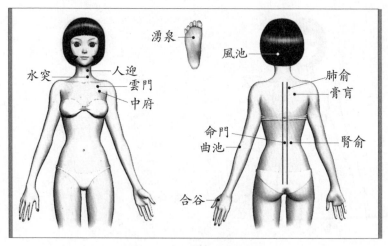

圖8-9　聲音嘶啞取穴

喉結兩旁的 1 分處、8 分處、1.5 寸處 3 分鐘左右，再揉動人迎、水突穴各 1 分鐘。

辨證加減：

（1）久瘖者，加用拇指按揉法按揉肺俞、中府、雲門、腎俞，每穴 2 分鐘。

（2）經常感冒者，加用拇指按揉法按揉膏肓穴 2 分鐘。

（3）腎氣不足、腎陽虧虛者，加用小魚際擦法擦腎俞、命門、湧泉穴，以透熱為度。

二、生活注意

（1）急喉瘖應注意減少發音，尤忌大聲呼叫，使聲門得以休息。禁食辛燥刺激性食物及苦寒食物，防上加重病情。

（2）慢喉瘖要生活有規律，避免勞累耗傷氣陰，以致虛火上炎，加重病情。應減少發聲，避免大聲呼叫，以防損傷聲帶脈絡。禁食煎炒炙食物，忌菸酒。及早防治急喉瘖，是預防本病的關鍵。

國家圖書館出版品預行編目資料

圖解推拿防治百病／呂　明　　劉曉豔　主編
——初版，——臺北市，品冠，2010〔民99.11〕
面；21公分 ——（休閒保健叢書；17）
ISBN　978－957－468－778－7（平裝；附影音光碟）
1.推拿
413.92　　　　　　　　　　　　　　　　99017536

圖解推拿防治百病　附 VCD

主　　編／呂　明　　劉曉豔
責任編輯／壽亞荷
發 行 人／蔡孟甫
出 版 者／品冠文化出版社
社　　址／台北市北投區（石牌）致遠一路2段12巷1號
電　　話／（02）28233123・28236031・28236033
傳　　眞／（02）28272069
郵政劃撥／19346241
網　　址／www.dah-jaan.com.tw
E - mail／service@dah-jaan.com.tw
承 印 者／傳興印刷有限公司
裝　　訂／建鑫裝訂有限公司
排 版 者／弘益電腦排版有限公司
授 權 者／遼寧科學技術出版社
初版1刷／2010年（民99年）11月

定　　價／350元

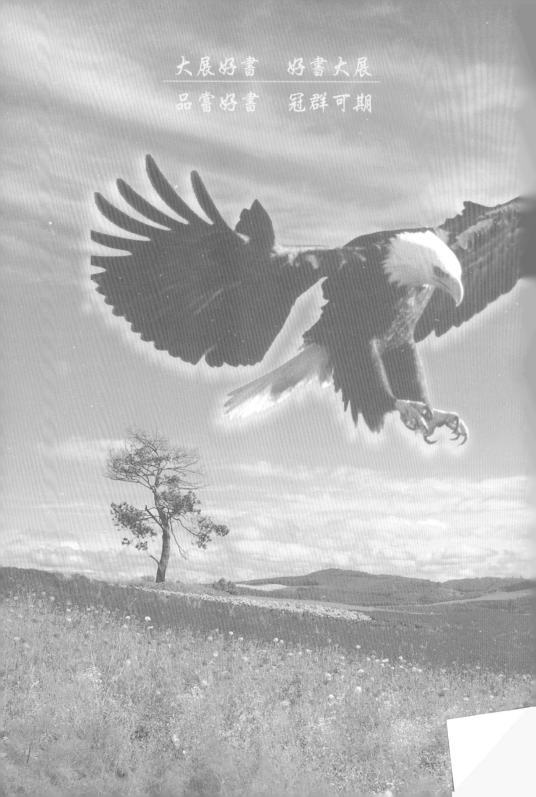

大展好書　好書大展
品嘗好書　冠群可期